Heike Höfler

DIE NACKENSCHULE

Übungsprogramme
für Kopf, Hals und Schultern

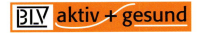

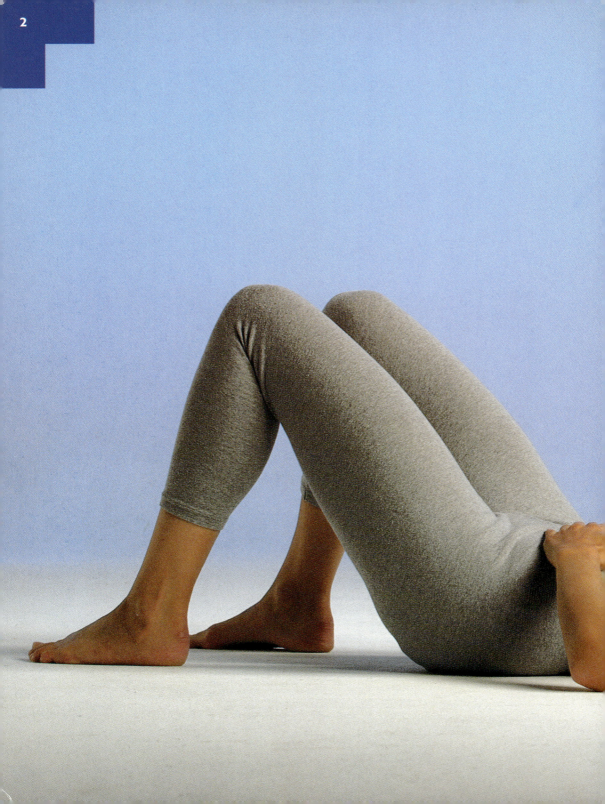

3

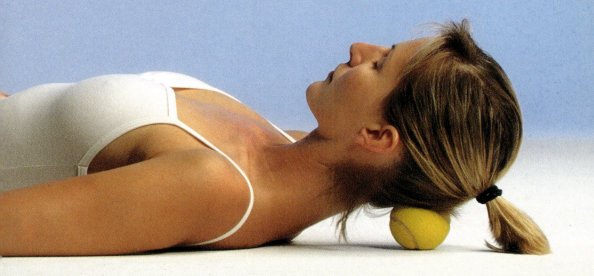

Die Deutsche BIbliothek –
CIP-Einheitsaufnahme

Die Nackenschule
Übungsprogramme für Kopf, Hals und Schultern / Heike Höfler. [Fotos: Ulli Seer]. – München ; Wien ; Zürich : BLV, 1998
   (BLV aktiv + gesund)
   ISBN 3-405-15410-3

Demonstration der Übungen:
Benigna Draschl • Sabine Sebold • Stephan Wilmes

Bildnachweis
Titelfoto: Ulli Seer
Fotos: Ulli Seer
Satz & Layout: Atelier Steinbicker, München
Umschlaggestaltung: Atelier Steinbicker
Zeichnungen: Jörg Mair
Lektorat: Karin Steinbach
Herstellung: Manfred Sinicki

BLV Verlagsgesellschaft mbH München Wien Zürich 80797 München

© BLV Verlagsgesellschaft mbH, München 1998

Das Werk einschließlich aller seiner Teile ist urheberrechtlich geschützt. Jede Verwertung außerhalb der engen Grenzen des Urheberrechtsgesetzes ist ohne Zustimmung des Verlages unzulässig und strafbar. Das gilt insbesondere für Vervielfältigungen, Übersetzungen, Mikroverfilmungen und die Einspeicherung und Verarbeitung in elektronischen Systemen.

Druck und Bindung:
Passavia, Passau

Gedruckt auf chlorfrei gebleichtem Papier

Printed in Germany • ISBN 3-405-15410-3

Heike Höfler,
Jahrgang 1956, ist staatlich geprüfte Sport- und Gymnastiklehrerin. Ihre Kenntnisse stützen sich auf jahrelange Berufserfahrung als Gymnastiklehrerin an der Waldeck-Klinik in Bad Dürrheim sowie als Leiterin von speziellen Rückenschul- und Atemgymnastikkursen. Sie hat bereits zahlreiche Bücher mit Übungsprogrammen zu den Themen Schwangerschaft, Rückbildung, Atmung und Rückenschule veröffentlicht. Mit dem von ihr entwickelten Fitneßtraining für das Gesicht ist sie einer breiten Öffentlichkeit bekanntgeworden.

Inhalt

Einführung   **6**

Anatomische Problemfelder rund um die Wirbelsäule   **8**
Die Wirbelsäule   8
Die Bandscheiben   9
Die Halswirbelsäule   10
Die Muskulatur des Halses   14

Die Körperhaltung und ihre Bedeutung   **22**
Die biochemisch günstige Haltung   22
Balance des Kopfes   27
Störanfälligkeit der Halswirbelsäule und ihre Folgen   28

Nackenschule – so machen Sie es richtig   **30**
Lockerungsübungen   30
Körperwahrnehmung und Körpergefühl   30
Dehnung und Entspannung   34
Kräftigung   36
Was Sie beim Üben beachten sollten   37

Übungsprogramme für Hals, Nacken und Schultern   **40**
Übungsprogramm 1: Im Sitzen oder Stehen   40
Übungsprogramm 2: Im Sitzen auf einem Hocker   44
Übungsprogramm 3: Im Sitzen oder Stehen   49
Übungsprogramm 4: Mit Handtuch   56
Übungsprogramm 5: Mit Noppenball   61
Übungsprogramm 6: Mit Handtuch   64
Übungsprogramm 7: Mit Stuhl und Tennisball   72
Übungsprogramm 8: Mit Noppenball und Handtuch   77
Übungsprogramm 9: Mit Thera-Band   82

Steifer Nacken nach dem Schlaf?   **90**
Wo und wie schlafen Sie?   90
Übungen gegen den verspannten Nacken   92
Akupressurpunkte für Hals, Nacken und Schultern   94
Tips für Ihren Alltag   94

Einführung

Wir leben in einer Zeit der Bewegungsarmut und der Stereotypie von Bewegungen, d. h., wir führen immer wieder die gleichen Bewegungen auf die gleiche Art und Weise aus.

Das gilt für den vor dem Schreibtisch sitzenden und noch schlimmer am Computer arbeitenden Menschen genauso wie für den Friseur, Zahnarzt, Elektriker, Bauarbeiter, Kassierer im Großmarkt oder für die Hausfrau, die immer in Bewegung ist.

Jeder hat im Laufe seines Lebens seine besondere Art der Haltung oder Bewegung entwickelt. Es kommt zu Bewegungsmustern, die immer wieder unbewußt und automatisch auf die gleiche Art und Weise ablaufen.

Sind diese ungünstig, kommt es mit der Zeit zu Störungen im Bewegungsapparat und zu Verspannungen im Muskelbereich.

Vorbeugen ist besser als heilen

In den letzten Jahren wurde ein extremer Anstieg von Krankheiten und Beschwerden, die aufgrund des einseitigen Gebrauchs unseres Bewegungsapparats entstehen, verzeichnet. Diese entstehen nicht von heute auf morgen; sie entwickeln sich zunächst fast unmerklich, dann werden sie immer deutlicher spürbar.

Je früher daher mit der Prophylaxe angefangen wird, desto leichter lassen sich langfristige Schäden vermeiden. Vorbeugung ist besser, als zu warten, bis die ersten Schmerzen im Bewegungsapparat zu verzeichnen sind. Sind die Schmerzen schon mal da, kommt es darauf an, mit gezielten Übungen wieder ein muskuläres Gleichgewicht herzustellen: einerseits für Dehnung und Entspannung einzelner Muskelgruppen zu sorgen, andererseits für die Kräftigung geschwächter Körperpartien. Nur dann werden die Wirbelkörper mit ihren Gelenken, Bändern und Bandscheiben geschont, entlastet, »gepflegt«.

Die Bedeutung des Körperbewußtseins

Die ersten Fehlentwicklungen stellen sich schon in der Schulzeit ein, denn schon zu diesem Zeitpunkt wird das Kind stundenlang auf oft schlechte Stühle gepreßt, und in der Freizeit sitzt es allzuoft und allzulang vor dem Fernseher oder Computer.

Im Erwachsenenalter besteht um so mehr die Gefahr, daß die Muskel- oder Gelenkstörungen sich noch stärker ausprägen und zu tiefgreifenden Störungen führen.

Deshalb können Übungen allein nicht genügen. Wir müssen auch unsere Körperwahrnehmung und unser Körperbewußtsein schulen, um erkennen zu lernen, wann wir eine ungünstige Haltung einnehmen und wie wir die Wirbelsäule schonen, d. h. nicht einseitig und verkrampft belasten.

In den letzten Jahren, in denen der Computer immer mehr Einzug in Büros und Geschäfte gehalten hat, nahmen die Erkrankungen und Beschwerden ganz besonders des Halswirbelsäulenbereichs in krassem Maße zu.

Kaum einer, der nach jahrelanger Computerarbeit oder Schreibtischbeschäftigung nicht über Schmerzen im Nacken klagt, aber sicher nicht nur dann.

Je rechtzeitiger man den ökonomischen Einsatz der Bewegungen sowie eine wirbelsäulenfreundliche Haltung am Arbeitsplatz und in der Freizeit erlernt, um so mehr kann Verschleißerkrankungen vorgebeugt werden.

Gymnastik ist die beste Medizin

Ärzte, insbesondere Orthopäden, haben heute kaum Zeit dafür, den Patienten darüber aufzuklären, welche Gymnastikübungen für ihn gut sind. Häufig kennen sie sich in diesem Teil der Behandlung gar nicht so gut aus.
Deshalb sind die Tips in diesem Buch für Mediziner ebenso hilfreich wie für Patienten, und selbstverständlich können Physiotherapeuten einen großen Gewinn daraus erzielen.
Rückenschulkurse werden von den Krankenkassen gestrichen, obwohl Vorbeugung bekanntlich billiger und effektiver und die natürliche Behandlung nebenwirkungsfreier ist als die Therapie mit Spritzen und Medikamenten.
Viele Massagepraxen mußten als Folge der Einsparungen im Gesundheitsbereich in letzter Zeit schließen.
Doch die Beschwerden des einzelnen im Bereich der Wirbelsäule – in ganz besonderem Maß der Halswirbelsäule – wurden größer. Tun Sie daher selbst etwas dagegen!

Wenn es Ihnen im Nacken sitzt...

Bedenken Sie, daß die Halswirbelsäule der schwächste und zudem beweglichste, das heißt leider auch der anfälligste Teil unserer Wirbelsäule ist.
Auch psychische Probleme und Stimmungsschwankungen schlagen sich hier nieder. Wenn wir uns zu »beladen« fühlen, gestreßt oder verärgert sind, verkrampfen wir uns automatisch im Schulter- und Nackenbereich und versuchen, wie das Sprichwort uns lehrt, »den Nacken steifzuhalten«.
Dadurch verkrampfen wir uns nicht nur, sondern die Halswirbelsäule wird dabei auch häufig zuweit nach vorn gestreckt. Sind wir traurig oder »geknickt«, lassen wir uns in diesem Bereich »hängen« – es besteht keine gesunde Spannung mehr, die Halsmuskeln sind locker und bilden kein notwendiges Muskelkorsett für die Wirbelknochen mehr. Abnutzungen werden ebenso begünstigt wie Bandscheibenprobleme.

Aktiv zu mehr Wohlbefinden

Raffen Sie sich jetzt auf, und tun Sie täglich etwas für Ihre Halswirbelsäule! Alle wichtigen Übungen finden Sie in diesem Buch.
Nützen Sie freie Zeiten zwischendurch aus – und wenn es nur fünf Minuten sind –, um zwei oder drei Übungen auszuwählen und sich und Ihrer Wirbelsäule etwas Gutes zu tun. Gewöhnen Sie sich an, an Ihrem Arbeitsplatz kurze Bewegungspausen einzulegen, die Sie für körperliche Aktivität nützen.
Je häufiger Sie üben und je regelmäßiger, um so schneller werden Sie merken, wie gut es Ihnen tut: Ihrer Halswirbelsäule genauso wie Ihrem Kopf (etwa wenn Sie unter Kopfweh leiden), Ihrer Konzentrations- und Leistungsfähigkeit und ebenso Ihrer Psyche. Regelmäßiges Üben stärkt Ihr allgemeines Wohlbefinden.

Anatomische Problemfelder rund um die Wirbelsäule

Die Wirbelsäule

Die Wirbelsäule besteht aus 33 Wirbeln, die wie Bausteine aufeinander aufgebaut sind (Abb. 1). Davon sind neun zum unbeweglichen Kreuz- und Steißbein zusammengewachsen.
Die 24 beweglichen Wirbel unterteilen sich in fünf Lenden-, zwölf Brust- und sieben Halswirbel. Sie sind untereinander durch Bandscheiben, Bänder, Muskeln und Wirbelbogengelenke verbunden.
Die Wirbelsäule weist eine Doppel-S-Form auf, wodurch sie Stöße und Verwringungen besser abfedern und auffangen kann. Man spricht von einer Lendenlordose (Hohlkreuz), einer

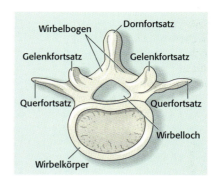

Abb. 2
Aufbau eines Wirbelkörpers

Brustkyphose (Krümmung nach hinten) und einer Halslordose.
Ein Wirbel setzt sich zusammen aus dem Wirbelkörper, den beiden Wirbelbögen, die ein Wirbelloch umschließen, den beiden Querfortsätzen, Gelenkfortsätzen und einem Dorn-

Abb. 1
Die Wirbelsäule und ihre Krümmungen

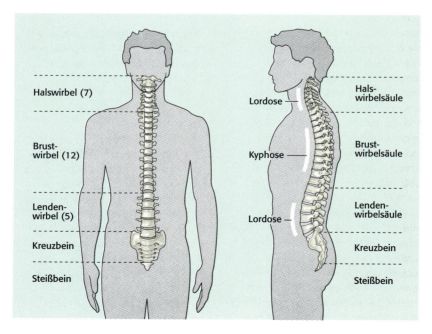

fortsatz, der hinten meistens fühlbar ist. Alle Wirbellöcher zusammen bilden den Wirbelkanal, der Schutz für das darin verlaufende Rückenmark und die Nervenwurzeln bietet (Abb. 2).
Die Wirbelbögen weisen an ihren Seiten Einschnitte auf, die mit den benachbarten Wirbeln Zwischenwirbellöcher bilden. Durch sie treten die Rückenmarksnerven (Spinalnerven) aus (Abb. 3).

Abb. 3
Zwei Wirbelkörper mit dem Wirbelbogen, dem Rückenmark und den austretenden Nervenwurzeln

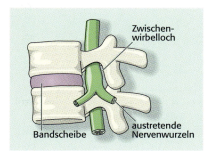

Die Dornfortsätze und Querfortsätze sind Ansatzpunkte (Angriffspunkte, Hebel) für Muskeln. Bei Muskelverspannungen werden sie als besonders schmerzhaft empfunden.
Die oben und unten gelegenen Gelenkfortsätze bilden mit denen des benachbarten Wirbels ein Wirbelgelenk, durch das die einzelnen Wirbel beweglich miteinander verbunden sind. Die Gelenkkapseln der Wirbelgelenke sind mit vielen feinen Nervenenden ausgestattet, darunter auch Schmerzfasern, woher viele Wirbelsäulenschmerzen resultieren.
Die Wirbelsäule, die auch als unser zentrales Achsenorgan bezeichnet wird, trägt den Kopf, stabilisiert die aufrechte Haltung, läßt Bewegungen in alle Richtungen zu und schützt das Rückenmark. Sie ist von Natur aus sehr beweglich, kann aber aufgrund von Alterung, Abnützung, Schädigung und Fehlhaltung an Beweglichkeit verlieren.

Die Bandscheiben

Jeweils zwischen zwei Wirbelkörpern, mit Ausnahme der ersten beiden Halswirbel, liegt eine Bandscheibe, die auf die benachbarten Wirbelkörper eine stoßdämpfende Wirkung ausübt. Für eine gesunde Wirbelsäule sind gesunde Bandscheiben wichtig.
Ihr zwiebelartig angelegter Faserring besteht aus Kollagenfasern. Diese können Wasser binden und aufquellen; dadurch werden die Wirbelkörper auf Abstand gehalten.
In der Mitte liegt der Gallertkern, welcher einen hohen Wassergehalt aufweist, der allerdings mit den Jahren abnimmt. Er verteilt den Belastungsdruck gleichmäßig auf die Bandscheibe und hat die Funktion eines Kugellagers.

Der Zusammenhang von Stoffwechsel und Bewegung

Viele Schäden an den Bandscheiben entstehen durch örtliche Stoffwechselstörungen. In diesem Zusammenhang ist wichtig zu wissen:

Die Bandscheibe lebt von der Bewegung.

Sie enthält keine Blutgefäße, sondern wird durch Diffusion ernährt, also aufgrund von Druck und Druckentlastung (Pump- und Saugmechanismus). Je statischer, bewegungsloser und haltungsgleicher wir sitzen oder stehen, um so ungünstiger ist dies für die empfindliche Bandscheibe. Gegenbewegungen bzw. andersartige Bewegungen sind nötig, Bewegungen, die wir nicht immer auf die gleiche Art und Weise, so wie wir es gewohnt sind, ausführen.

Deshalb ist auch für das Wohlergehen dieser Wirbelsäulenteile eine gezielte Gymnastik notwendig.

Belastung der Bandscheiben

Die Bandscheiben werden kaum ernährt, wenn man den ganzen Tag steht oder sitzt, weil dann immer Druck auf ihnen lastet. Ab und zu eine Entlastung durch Anlehnen, Abstützen oder Liegen tut gut, aber auch Dehnen und Lockern sowie Spannungs- und Entspannungsübungen.
Unvorteilhaft für die Halsbandscheiben ist z. B. eine dauernd vorgebeugte Kopfhaltung, wie man sie bei sehr vielen Berufen, aber auch bei Haushalts- und Freizeitbeschäftigungen einnimmt. Dabei werden sie vorn vermehrt zusammengepreßt, der Gallertkern dagegen nach hinten verformt. Ähnlich ist es bei einer dauernden Kopfschiefhaltung, die öfter vorkommt, als man meint – meist wird sie nur selbst nicht als solche empfunden.

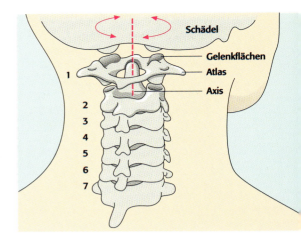

Atlas und Axis, die anders strukturiert sind als die anderen Halswirbel (Abb. 4). Einmalig sind auch die Kopfgelenke, die fein abgestimmte Kopfbewegungen ermöglichen. Zwischen ihnen liegt keine Bandscheibe. Die Kopfbewegung wäre ansonsten schwerfälliger.

Abb. 4
Die Halswirbelsäule mit voneinander abgehobenem ersten und zweiten Halswirbel: Das Zusammenspiel zwischen Hinterhaupt, Atlas und Axis ermöglicht die hohe Beweglichkeit des Kopfes

> **Grundsatz: Im Lot sitzen, stehen, sich bücken bedeutet für die Bandscheibe gleichmäßigen Druck, den sie besser »auffangen« bzw. »abpuffern« kann als einseitigen.**

Die Halswirbelsäule

Der oberste Wirbelsäulenabschnitt besteht aus sieben Wirbeln mit den dazugehörigen Bändern, Muskeln und Gelenken. Dieser Teil der Wirbelsäule ist am beweglichsten, was Risiken (Störanfälligkeit und frühe Abnutzung) in sich birgt.
Auffällig bei der Halswirbelsäule sind die beiden obersten Wirbelkörper,

Abb. 5
Verlauf der Halswirbelarterie durch die Querfortsätze der Wirbelkörper – bei Überkopfarbeiten wird auf sie erhöhter Druck ausgeübt und die Durchblutung beeinträchtigt

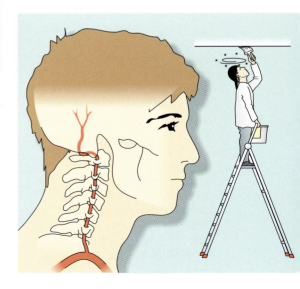

In den Querfortsätzen der Halswirbelkörper befinden sich Löcher, durch die sich rechts und links Wirbelarterien schlängeln, die das Gehirn mit frischem Sauerstoff versorgen (Abb. 5). Durch den Wirbelkanal verläuft das Rückenmark mit seinen Hunderttausenden von Nervenbündeln. Vom Wirbelkanal der Halswirbelsäule aus verlaufen Nervenbahnen, die mit elektrischen Leitungsbahnen vergleichbar sind, bis in die Arme und Hände. Störungen sowie Fehlhaltungen der Halswirbelsäule können sich deshalb auch auf Arme und Hände auswirken (Taubheit in den Fingern etc.).

Kopfgelenke

Der Kopf kann in zwei Gelenken gegen die Halswirbelsäule bewegt werden. Durch die beiden obersten Halswirbel ist die Wirbelsäule mit dem Schädel gelenkig verbunden. Sie tragen die Hauptlast des Kopfes.
Der erste Halswirbel (Atlas) ist ein knöcherner Ring ohne Wirbelkörper und Dornfortsatz, aber mit zwei kräftigen Querfortsätzen, die die Gelenkflächen für die Gelenkverbindungen mit dem Schädel und dem zweiten Halswirbel (Axis) tragen. Sie können bei manchen Menschen unterhalb des Warzenfortsatzes des Schläfenbeins erfühlt werden.
Auf den eiförmigen Gelenkflächen – dem Atlantookzipitalgelenk –, die zwischen Kopf und oberstem Wirbel liegen, ruht der Kopf. Am Hinterhauptbein befinden sich zwei Gelenkfortsätze, die exakt auf die Gelenkflächen des Atlas passen. Sie gleichen ein wenig den Kufen eines Schaukelstuhls und bilden zusammen ein Eigelenk. In diesem Gelenk läßt sich der Kopf etwa 10° nach vorn und hinten schaukeln, ohne daß sich der Hals mit bewegt.

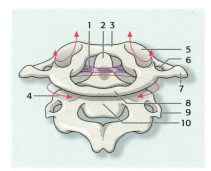

Abb. 6
Atlas und Axis, künstlich voneinander abgehoben

1: Querband des Atlas, das verhindert, daß sich der Zapfen in Richtung Rückenmark verschiebt
2: Zapfen bzw. Zahnfortsatz des Axis
3: Vorderer Atlasbogen
4: Gelenkfläche zwischen erstem und zweitem Halswirbel
5: Gelenkfläche zwischen Atlas und Hinterhauptgelenkfortsatz
6: Loch für die Wirbelarterie
7: Querfortsatz des Atlas
8: Hinterer Atlasbogen
9: Querfortsatz des Axis
10: Wirbelkörper des Axis

Der zweite Halswirbel besitzt einen kräftigen Körper, an dessen oberem Ende sich ein zahnförmiger Höcker (Dens axis) erhebt. Dieser stellt das Zentrum der Bewegung zwischen Atlas und Axis dar. Er führt den Atlas seitlich, so daß beim Wenden des Kopfes sich der Ring des Atlas um den Zahnfortsatz des Axis dreht (Abb. 6).
Die Bewegung der Halswirbelsäule ist in den oberen und unteren Kopfgelenken möglich:
- Im oberen Kopfgelenk zwischen Atlas und Hinterhauptbein erfolgt die Bewegung in einer Querachse als Nickbewegung.
- Im unteren Kopfgelenk dreht sich der Atlas mit dem auf ihm sitzenden Schädel um den Zahnfortsatz des Axis. Hier sind Drehungen des Kopfes um die Längsachse möglich.

Die Beuge- und Streckbewegung findet im oberen Kopfgelenk statt. Verbleibt der Hals in einer dauernden Überstreckung, werden auch die Gelenkflächen einseitig abgenutzt. Die Druckverhältnisse in den Wirbelgelenken verändern sich und sind nicht mehr optimal.

Rückenmark und Rückenmarksnerven

Als Rückenmark wird das Nervengewebe bezeichnet, das im Wirbelkanal liegt. Es ist Teil unseres zentralen Nervensystems, weist eine Länge von 40–50 cm auf, reicht unten etwa bis zum ersten Lendenwirbel und geht etwa am oberen Rand des Atlaswirbels im Bereich des großen Hinterhauptlochs in das verlängerte Mark des Gehirns über. Im Ganzen treten 31–32 Rückenmarksnerven (Spinalnerven) paarweise auf, die den Wirbelkanal seitlich durch die Zwischenwirbellöcher verlassen (Abb. 7).

Das Rückenmark steht in unmittelbarer Verbindung mit dem Gehirn und kann als Leitungs- und Schaltstelle für die Nerven, die von bestimmten Organen, Muskeln und Geweben in das Rückenmark ein- und austreten, bezeichnet werden. Vom unteren Halsteil des Rückenmarks werden Nervenfortsätze zu den Muskeln der oberen Gliedmaßen geschickt (Armgeflecht).

Die Durchblutung der Spinalnerven ist von großer Wichtigkeit für die Funktionsfähigkeit der Strukturen, die sie versorgen. So kann die Schutz bietende Wirbelsäule auch zum Problem werden, wenn diese selbst erkrankt, abgenützt wird, sich verformt oder Bandscheibengewebe austritt. Auch überanstrengte, entzündete, verkrampfte Muskelschichten können auf einen Nerv drücken und Schmerzen herbeiführen. Es kann zu Störungen von Gefühls-, Druck- oder Temperaturempfindungen kommen; Kribbeln in den Fingern, aber auch Lähmungserscheinungen treten auf.

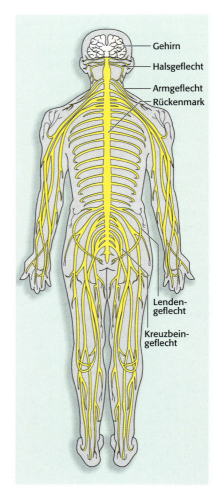

Abb. 7
Der Verlauf des Rückenmarks und der Rückenmarksnerven

Rückenmarksnerven im Halswirbelsäulenbereich

Wenn der Kopf andauernd schräg zu einer Seite gehalten wird (z. B. bei einer Skoliose oder bei einseitiger Arbeitsweise), kann dies zu einer Degeneration und Schwächung einer oder mehrerer Bandscheiben im Halswirbel-

säulenbereich führen. Die Bandscheibe wird einseitig zusammengepreßt, der Kern wandert auf die andere, weite Seite. Bandscheibengewebe kann auf austretende Nerven drücken.
Wenn die Störung im unteren Halsbereich auftritt, können Schmerzen von der Schulter über den Arm bis in die Hand ausstrahlen, oder es macht sich ein Taubheitsgefühl bis hin zu Lähmungserscheinungen in den Fingern bemerkbar. Störungen weiter oben haben häufig Schwindelgefühl und Kopfschmerzen bis hin zu Migräne zur Folge.

Arterien des Kopfes und der Halswirbelsäule

Durch die Halswirbelsäule ziehen wichtige Arterien zum Kopf hinauf. Das Blut, das durch sie fließt, sorgt für ausreichend Sauerstoff im Gehirn. Auch das Zentralnervensystem ist außerordentlich abhängig von genügend Sauerstoff und leidet bei mangelnder Blut- bzw. Sauerstoffversorgung.

Das Gehirn wird von zwei Arterien versorgt, die beide paarweise angelegt sind:
- Innere Kopfschlagader bzw. Halsschlagader (Abb. 8)
- Wirbelschlagader (Abb. 9)

Die gemeinsame Kopfschlagader, die auch als Halsschlagader bezeichnet wird, zieht am vorderen Rand des Kopfwenders nach oben. Sie wird hinten von der Halswirbelsäule und vorn von der Luftröhre und dem Kehlkopf eingeschlossen. Sie sorgt für die Sauer-

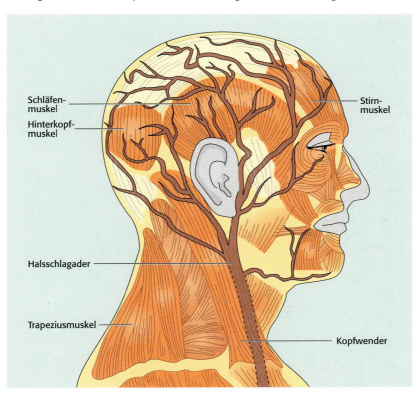

Abb. 8
Die Halsschlagader

stoffversorgung der Gesichts-, Kopf- und Nackenpartie. Bei langfristig angespannten Muskeln werden die Blutgefäße zusammengedrückt; dadurch wird die Sauerstoffzufuhr gedrosselt, und es kann zu Spannungskopfschmerzen oder Gesichtsschmerzen kommen.

In Höhe des Schildknorpels teilt sich die gemeinsame Kopfschlagader auf in eine äußere und innere Kopfarterie. Die äußere Kopfarterie oder Gesichtsschlagader versorgt hauptsächlich Gesicht, Kaumuskeln, Zunge, Schlund, Kehlkopf, Schilddrüse und Nacken mit Blut. Die innere Kopfarterie oder Gehirnschlagader zieht in das Innere der Schädelhöhle, um dort die Augenpartie und zusammen mit der Wirbelarterie die einzelnen Gehirnabschnitte mit sauerstoffreichem Blut zu versorgen.

Die Wirbelschlagader verläuft ab dem sechsten Halswirbel durch die Löcher der Querfortsätze nach oben und führt in das Gehirn, wo sie das Kleinhirn bzw. den hinteren Gehirnanteil mit Blut versorgt. Die Halsschlagader, die im Bereich des kräftigen Kopfwenders und anderer kleiner Muskeln liegt, wird nicht nur durch dauernd angespannte Muskeln, sondern auch durch eine schlechte Kopfhaltung beeinträchtigt.

Die Wirbelschlagader dagegen ist hauptsächlich von der Stellung der Halswirbelkörper abhängig. Wird die Halswirbelsäule gut aufgerichtet gehalten, hat die Arterie genügend Platz. Wird sie häufig schief gehalten, werden die Blutgefäße auf einer Seite zusammengedrückt. Knochenabnutzungen und degenerative Veränderungen, z. B. Randzackenbildungen, können problematisch werden.

Die Muskulatur des Halses

Bewegungen von Kopf und Hals können durch alle Muskeln hervorgerufen werden, die über die Kopf- und Halsgelenke hinwegziehen. Die Halsmuskeln sind aber auch beim Kauen und Schlucken sowie an der Kehlkopfbewegung beteiligt.

Beugung des Kopfes und der Halswirbelsäule nach vorn

Für die Beugung des Kopfes ist die tiefe oder prävertebrale (unmittelbar vor der Wirbelsäule liegende) Muskulatur zuständig (Abb. 10).
- Langer Halsmuskel: Bei beidseitiger Kontraktion hebt er die Halslordose auf und beugt die Halswirbelsäule.
- Langer Kopfmuskel
- Vorderer gerader Kopfmuskel

Abb. 9
Wirbelschlagader und Halsschlagader

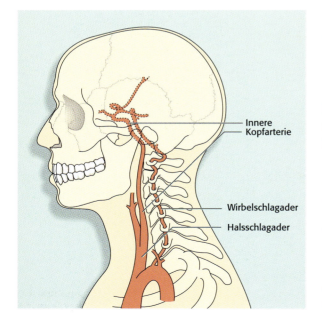

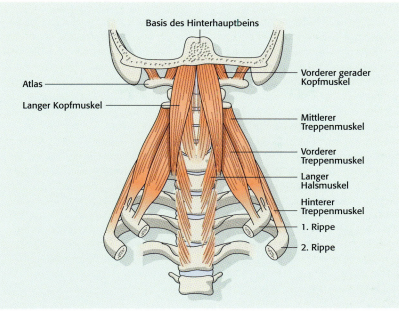

Abb. 10
Tiefe oder prävertebrale Muskulatur mit der Gruppe der Treppenmuskeln

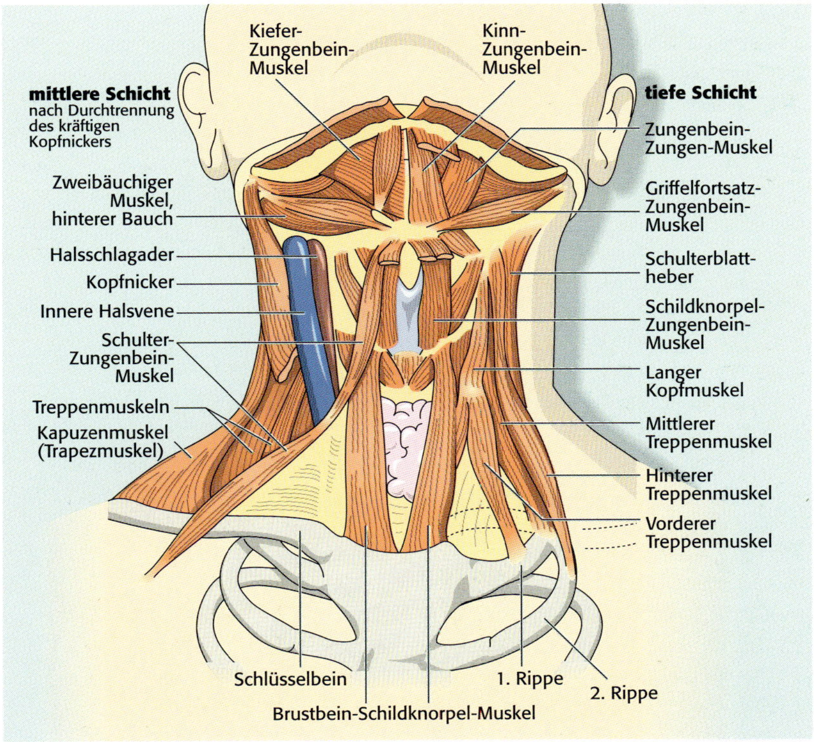

Abb. 11
Vordere Hals- und Zungenbeinmuskeln

Die obere Halswirbelsäule wird von den Langen Kopfmuskeln und den Vorderen geraden Kopfmuskeln im oberen Kopfgelenk gebeugt. In den nachfolgenden Gelenken sorgen die Langen Hals- und Kopfmuskeln für die Bewegung.

Der unmittelbar vor der Wirbelsäule liegende Lange Kopfmuskel ist für die Statik der Halswirbelsäule sehr wichtig. Bei gleichzeitiger Kontraktion der vorderen Hals- und hinteren Nackenmuskeln wird sie in ihrer Mittelstellung fixiert. Bei einseitiger Kontraktion eines Halsmuskels wird der Hals zu dieser Seite hin geneigt.

Auch die Rippenhalter- oder Treppenmuskeln beugen den Kopf zur Seite, wenn sie einseitig angespannt werden. Da sie an den Querfortsätzen der Halswirbelkörper entspringen und zu den ersten beiden Rippen ziehen, können sie bei festgestellter Halswirbelsäule die beiden oberen Rippen heben und fungieren somit als Einatemmuskeln. Die Treppenmuskeln sind zwar am Beugevorgang der Halswirbelsäule beteiligt, verstärken aber die Halslordose, wenn sie nicht vom Langen Halsmuskel fixiert ist.

Die unteren Zungenbeinmuskeln üben dagegen eine beugende Wirkung auf Kopf und Halswirbelsäule aus, während sie gleichzeitig die Halslordose reduzieren. Somit sind auch sie für die Statik der Halswirbelsäule bedeutsam (Abb. 11).

> **Die Muskulatur der vorderen Hals- und der hinteren Nackenmuskulatur wirken als Verspannungszüge. Verständlicherweise stimmt das Gleichgewicht zwischen beiden nicht mehr, wenn eine Muskelseite zu schwach oder verkürzt ist.**

Beugung des Kopfes und der Halswirbelsäule nach hinten

An der Beugung des Kopfes nach hinten ist die Nackenmuskulatur beteiligt, die aus vier übereinanderliegenden Schichten besteht.

Die kurzen Nackenmuskeln

Diese tiefe Muskelschicht, die unmittelbar auf den Skelettelementen aufliegt, verknüpft Hinterhaupt, Atlas und Axis miteinander. Die direkt auf die Kopfgelenke einwirkenden kurzen Muskeln machen präzise abgestufte Kopfbewegungen möglich, sind bei den meisten Menschen aber durch eine ungünstige Kopfhaltung verspannt oder verkürzt.

Sie können den Kopf nach hinten neigen, bei einseitiger Kontraktion zur Seite beugen oder drehen.

Zu den kurzen Nackenmuskeln zählen:
- Kleiner hinterer gerader Kopfmuskel
- Großer hinterer gerader Kopfmuskel
- Oberer schräger Kopfmuskel
- Unterer schräger Kopfmuskel

**Abb. 12
Tiefe Nackenmuskeln**

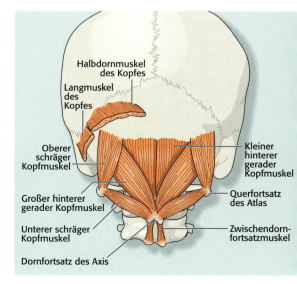

Der zervikale Teil des Rückenstreckers

Das transversospinale System wirkt als Teil des Rückenstreckers, der einen langen Muskelzug rechts und links der Wirbelsäule bildet. Er beginnt am Axis, seine weiterlaufenden Muskelbündel führen bis zum Kreuzbein. Die zahlreichen größeren und kleineren Muskeln, die zum Rückenstrecker gehören, verspannen die Wirbelsäule als Ganzes und in ihren einzelnen Teilen, indem sie an den Dorn- und Querfortsätzen ansetzen und den Platz dazwischen ausfüllen (Abb. 13).

Der zervikale Teil dieses Muskelsystems wirkt auf die Halswirbelsäule lordosierend, streckend oder, einseitig angespannt, drehend.

Zum tiefen Trakt dieses mittleren Muskelstrangs des Rückenstreckers oder -aufrichters gehören
- die Drehmuskeln,
- die vielgeteilten bzw. vielgefiederten Muskeln,
- der Halbdornmuskel (paarweise) und der
- dorsale Kopfwender.

Während in den tiefen Schichten die Muskeln nur von Segment zu Segment verlaufen, werden die Muskeln in den oberflächlichen Schichten länger. Im Bereich der Hals- und Lendenlordose befinden sich die kräftigsten Muskelmassen.

Zum oberflächlichen Strang dieser Muskelschicht gehören ausschließlich lange Muskelzüge:
- Langmuskel des Nackens und des Kopfes
- Darmbein-Rippen-Muskel (Nackenteil)
- Riemenmuskel (Halsteil, Kopfteil)

Während die Muskeln eine wichtige Haltefunktion für die Wirbelsäule ausüben und für ihre Aufrichtung im oberen Bereich mitverantwortlich sind, können sie auch die Halswirbelsäule nach hinten neigen; bei einseitiger Kontraktion wirken die Riemenmuskeln bei der Kopfdrehung mit.

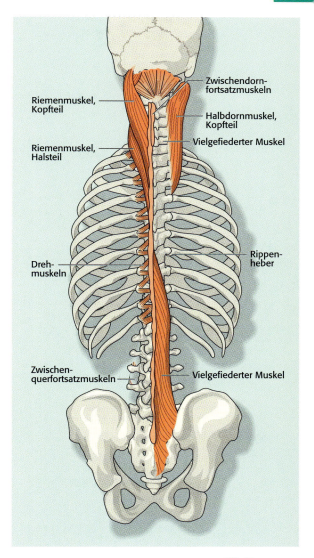

Abb. 13
Rückenstreckmuskulatur

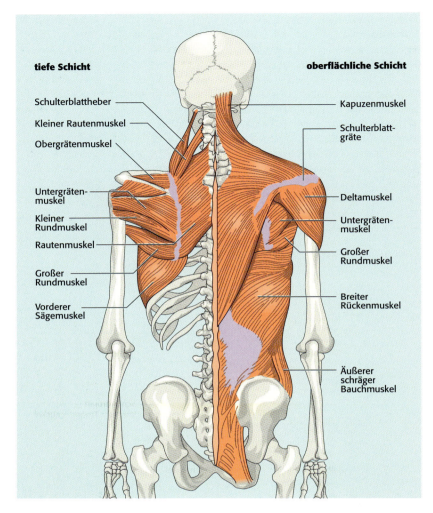

**Abb. 14
Muskeln des Schultergürtels**

Oberflächliche Schicht der Nackenmuskulatur

Die oberflächliche Schicht steht vor allem im Dienst der oberen Extremitäten. Sie ist für die Bewegung der Arme und Schultern verantwortlich (Abb. 14).

• Schulterblattheber: Er liegt dem Riemenmuskel ein Stück weit auf und wird zum größten Teil vom Kapuzenmuskel bedeckt. Sein kräftigster Ansatz geht vom Atlas aus. Seine sehnigen Fasern enden am oberen Schulterblattwinkel. Der Schulterblattheber unterstützt den Kapuzenmuskel. Wird die Halswirbelsäule festgestellt, hebt er das Schulterblatt nach vorn oben. Ist dagegen das Schulterblatt fixiert, wirkt er auf die Halswirbelsäule streckend und hyperlordosierend.

• Kapuzenmuskel: Die oberflächliche Schicht der Nackenmuskeln wird vom Trapez- oder Kapuzenmuskel gebildet (Abb. 15). Die untere seitliche Halskontur wird von Teilen dieses Muskels entscheidend geprägt. Er verbindet das Hinterhaupt mit dem Schultergürtel und wirkt auf Schultergürtel und Schulterblatt.

Wird der Schultergürtel festgehalten, wirkt er auf Halswirbelsäule und Kopf zurückziehend, lordosierend. Werden gleichzeitig die vorderen Halsmuskeln angespannt, wirkt er, genau wie der Schulterblattheber, wie ein Spannseil, das die Halswirbelsäule stabilisiert: Wenn man die Wirbelsäule mit dem Mast eines Schiffes vergleicht, stellen die Rückenmuskeln, und dazu gehören auch die Nackenmuskeln, die Spannzüge dar, die den Mast im Lot halten.

• Kopfwender: Er gehört eigentlich zur oberflächlichen Muskulatur der Halsvorderseite. Er wird nur vom Halshautmuskel überlagert. In seiner Funktion arbeitet er aber mit der Nackenmuskulatur zusammen.

Diese und die beiden Kopfwender sorgen dafür, daß der Kopf auf der Wirbelsäule exakt ausbalanciert und im labilen Gleichgewicht gehalten wird. Der Kopfwender verbindet den Schädel mit dem vorderen Teil des Schultergürtels und des Brustbeins. Er überquert die Halswirbelsäule, entspringt mit einem Ansatz am Brustbein, mit dem anderen am Schlüsselbein und zieht schräg den Hals empor, bis er am

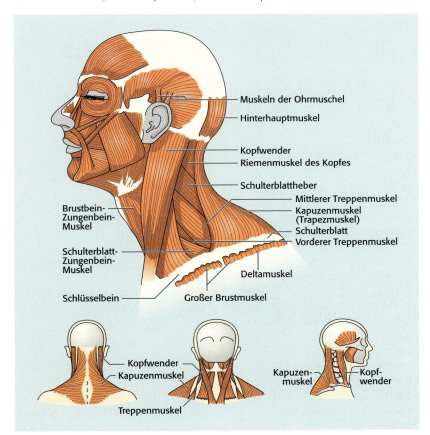

Abb. 15
Kapuzenmuskel und Kopfwender

Warzenfortsatz des Schläfenbeins ansetzt. Bei einseitiger Kontraktion des Kopfwenders beugt er die Halswirbelsäule zur Seite oder dreht den Kopf nach der entgegengesetzten Seite. Bei gleichzeitiger Kontraktion wird der Kopf angehoben oder nach hinten gekippt. Wird die Halslordose durch andere Muskeln aufgehoben bzw. verhindert, können beide Kopfwender eine Beugung der Halswirbelsäule bewirken.

Muskuläres Gleichgewicht im Hals- und Nackenbereich

Die Haltemuskeln haben die Aufgabe, unser Skelett aufrecht zu halten. Auch im Hals- und Nackenbereich gibt es viele verschiedene Muskeln, die den Hals stabilisieren, so daß der Kopf aufrecht, aber auch gelöst (nicht abgeknickt oder starr) auf der Wirbelsäule im Gleichgewicht ruhen kann. Zwischen den vorderen Beuge- und den hinteren Streckmuskeln besteht ein erheblicher Kräfteunterschied, der das Zurückziehen des Kopfes begünstigt. Außerdem müssen die hinteren Muskeln den Kopf vor einem Fall nach vorn bewahren.

Die kleinen Nackenmuskeln sind besonders anfällig für Verspannungen, da sie durch eine ungünstige Kopfhaltung überfordert werden. Schmerzen sind fast immer dort zu beklagen, wo die Muskeln am Schädel ansetzen. Überhaupt sind die Ansatzpunkte der Muskeln für schmerzhafte und chronische Verspannungen am anfälligsten.

Je länger wir in einer einseitigen Körperhaltung bleiben (z. B. vor dem Schreibtisch, am Computer, über dem Patienten oder an einer Maschine), um so länger bleiben bestimmte Muskeln angespannt (bei vorgebeugter Kopfhaltung eben die Nackenmuskeln).

Sie verhärten allmählich immer mehr, es bilden sich Muskelknötchen, sogenannte Myogelosen.

Muskelverspannungen sind auch häufige Ursachen für Rückenschmerzen, die sehr hartnäckig sein können. Die Nackenmuskeln können mit den Halteseilen einer Fahnenstange verglichen werden – ist eines steif oder verkürzt, wird die Stange umgebogen.

Im Fall einer zu steifen Nackenmuskulatur, die eine gesunde Gelenkbeweglichkeit beeinträchtigt, wird die Halswirbelsäule nach vorn gezogen; wenn ein seitlicher Halsmuskelstrang zu stramm ist, wird sie zu einer Seite gebogen. Das muskuläre Gleichgewicht ist dann völlig gestört, und der Kopf kann nicht frei schwebend ausbalanciert werden.

Ungünstigerweise werden Bewegungen des Kopfes vor allem durch die großen Muskeln des Halses eingeleitet. Die kleineren Nackenmuskeln, die am Okzipitalgelenk ansetzen, verkümmern dagegen mehr und mehr, verkürzen und verspannen sich.

Es gibt nur einen Ausweg, die Muskelverspannungen in den Griff zu bekommen:

• **Körperwahrnehmung,** um eine ungünstige Kopfhaltung von einer günstigen unterscheiden zu lernen und Dauerkontraktionen zu verhindern

• **Dehnung,** um Verkrampfungen zu lösen und das Blut im angespannten Gewebe wieder zum Fließen zu bringen

• **Kräftigung,** um schwache Muskeln für die nötige Stabilisation der Halswirbelsäule bereit und stark zu machen

Außerdem ist in der verspannten Muskulatur der Bluttransport gestört. Sie ist kaum noch von frischem, sauerstoffreichem Blut durchströmt, dagegen ist das in dem angespannten Gewebe festgehaltene Blut mit Kohlensäure übersäuert, die Stoffwechselschlacken werden ungenügend abtransportiert und sammeln sich in der Muskulatur an.

Es entsteht ein Teufelskreis: Nackenschmerzen führen dazu, daß der Kopf noch steifer gehalten wird, wodurch die Anspannungen noch zunehmen.

Muskuläres Gleichgewicht im Schultergürtel

Balanceverschiebungen wirken sich generell auf die Hals- und Nackenregion aus. Da die meisten Menschen eine Arbeitshaltung einnehmen, bei der mit den Armen nach vorn gearbeitet wird, sind die Brust- und Nackenmuskeln in vollem Einsatz.

Häufig werden dabei die Schultern unnötigerweise hochgezogen, wodurch die Schulterblattheber immer mehr verspannen bzw. sich verkürzen.

Die Muskulatur, die die Schulterblätter nach unten zieht, schwächt sich dagegen ab.

Anstatt sich bei Armbewegungen nur aus dem Schultergelenk heraus zu bewegen, hat sich der Bewegungsablauf auf das Schulterblatt verschoben, obwohl dies gar nicht erforderlich ist.

Dadurch wird die Nackenmuskulatur (obere Trapezmuskulatur) fast bei jeder Hand- und Armbewegung aktiviert und kommt kaum noch zur Ruhe. Hand- und Armbewegung aktiviert und kommt kaum noch zur Ruhe. Die eigentliche Armhebemuskulatur (Delta- und Obergrätenmuskulatur) dagegen verkümmert.

Deshalb sollte man im Alltag bewußt darauf achten, wann und wie oft die Schultern (unnötigerweise) hochgezogen werden, etwa wenn man den Telefonhörer zum Ohr führt, eine Kaffeetasse zum Trinken anhebt oder etwas aus einem höheren Regal oder Schrank holen will.

Denn auch beim Hochheben des Arms muß nicht die Schulter mit hochgezogen werden.

Als allgemeine Haltungsregel, die ein muskuläres Gleichgewicht in der Schulter-, Hals- und Nackenregion herstellt, gilt:

- **Kinn zurück**
- **Nacken lang**
- **Schultern tief**

Die Körperhaltung und ihre Bedeutung

Unsere Körperhaltung wird von verschiedenen Faktoren beeinflußt:
- Skelettstatik (Form der Wirbelsäule)
- Psyche (fühle ich mich ängstlich, zusammengestaucht, niedergeschmettert oder aufgerichtet, stark, mit festem Rückgrat?)
- Muskelfunktionen (muskuläre Balance oder Dysbalance)
- Beweglichkeit der Gelenke
- Dehnbarkeit bzw. Festigkeit der Bänder

Die biomechanisch günstige Haltung

Es gibt für den Menschen eine biomechanisch günstige und eine ungünstige, man kann auch sagen eine rückenfreundliche und eine rückenunfreundliche Haltung. Die Haltung ist ebenso Ausdruck der Persönlichkeit und des momentanen seelischen Zustandes wie die Folge ökonomischer Belastung unseres Bewegungsapparates.
Jede Bewegung kann ökonomisch ausgeführt werden, d. h. mit geringstmöglichem Kraftaufwand bei größtmöglichem Effekt – kurz gesagt: einfach und kraftsparend. Je biomechanisch ungünstiger wir uns halten, um so unmöglicher wird dies. Die ideale Haltung zeichnet sich durch eine minimale Belastung der Knochen, Muskeln, Bänder und Bandscheiben aus.
Wir sind ständig der Erdanziehungskraft ausgesetzt und müssen uns gegen diese aufrecht halten bzw. ausrichten. Dies erfordert eine erhebliche Muskelleistung. Es geht nun darum, wie wir uns am ökonomischsten, also mit geringstmöglichem Kraftaufwand, gegen die Schwerkraft aufgerichtet halten können.
Wenn wir unseren Körper mit einem Bauwerk vergleichen, kann die Statik entweder stabil oder instabil sein. Stabilität ist dann gewährleistet, wenn ein Körper sich im Lot befindet.
Das Lot, das immer durch den Körperschwerpunkt geht, muß sich noch innerhalb der Standfläche (= Unterstützungsfläche) befinden (Abb. 16). Je weiter wir uns mit einem Körperteil von der Lotlinie entfernen, um so mehr Muskelkraft ist notwendig, um wieder ins Lot zurückzufinden, damit wir nicht umfallen.
Wir befinden uns aber nicht in einem stabilen Gleichgewicht, sondern in einem labilen, denn der Körperschwerpunkt verschiebt sich immer wieder, sobald wir uns bewegen bzw. unsere Lage verändern. Wenn wir uns nur ein wenig vorbeugen, verschiebt sich der Körperschwerpunkt nach vorn.
Die Erdanziehungskraft sowie Drehmomente wirken auf uns ein. Um nicht umzufallen, müssen die hinteren Muskeln sich mehr anspannen.
Wird der Kopf zu lange vorgebeugt gehalten oder die Halswirbelsäule dauernd oder über lange Zeit zu weit nach vorn, also vor die Lotlinie, geschoben, muß die Nackenmuskulatur erheblich mehr Arbeit leisten, damit der Kopf vorn nicht der nach unten ziehenden Schwerkraft nachgibt. Die hintere Muskulatur wird also in eine Dauerspannung versetzt.

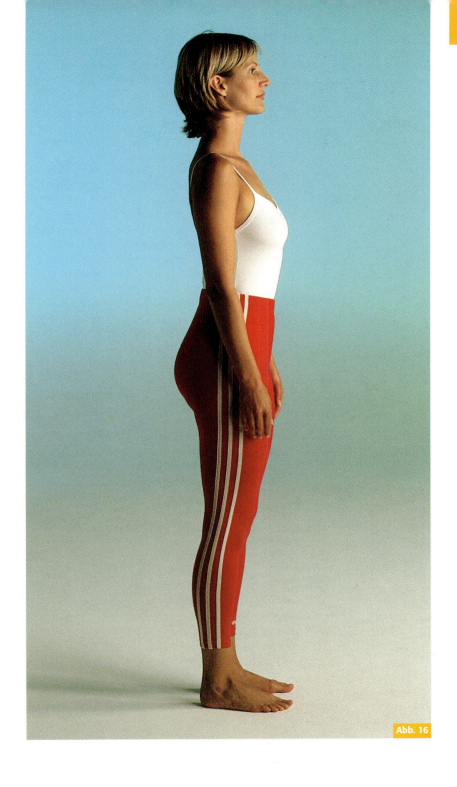

Abb. 16

Bei einer harmonisch ausgeglichenen Statik befindet sich der Körperschwerpunkt etwa zwischen Bauchnabel und viertem Lendenwirbel. Die Lotlinie verläuft beim aufrechten Stand, vom äußeren Gehörgang ausgehend, durch Schulter, Hüft- und Kniegelenk und fällt kurz vor dem Fußknöchel auf die Standfläche. Sie berührt vorn den siebten Hals-, zwölften Brust- und fünften Lendenwirbel.

Gerät ein Körperteil aus dem Lot, müssen auch die benachbarten Wirbelsäulensegmente ihre Position verändern, um wieder ein künstliches Gleichgewicht herzustellen. So hat eine vorgeschobene Halswirbelsäule meistens einen Rundrücken im Brustwirbelsäulenbereich und weiter unten ein Hohlkreuz zur Folge (Abb. 17). Typisch für Menschen unseres Kulturkreises und besonders für solche, die viel sitzen – etwa vor dem Schreibtisch oder am Computer, aber auch am Zeichenbrett, in der Fabrik oder an der Kasse –, ist, daß zu der vorgezogenen Halswirbelsäule noch ein nach hinten gezogener Kopf kommt. Sitzen wir am Tisch oder Schreibtisch, müssen wir fast immer den Kopf ins Genick nehmen, wenn wir einen weiter weg befindlichen Gegenstand beobachten oder mit jemand neben oder etwas entfernt von uns reden wollen (Abb. 18). Besonders belastet werden dabei die obersten Kopfgelenke zwischen Schädel und Atlas (Okzipitalgelenk), denn sie müssen dauernd in einer extremen Stellung ausharren. Aber auch der Übergang zwischen Hals- und Brustwirbelsäule (siebter Halswirbel) ist starken Belastungen und Spannungen ausgesetzt. Nach jahrelang auf die Art und Weise eingenommener Kopfhaltung entsteht häufig ein kleiner »Buckel« in diesem Bereich. Außerdem entstehen Verengungen zwischen den Halswirbelkörpern, wodurch die Nervenausgangspunkte und Blutgefäße in diesem Abschnitt zusammengedrückt werden.

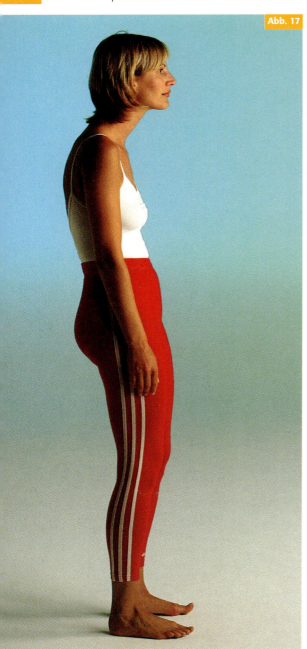
Abb. 17

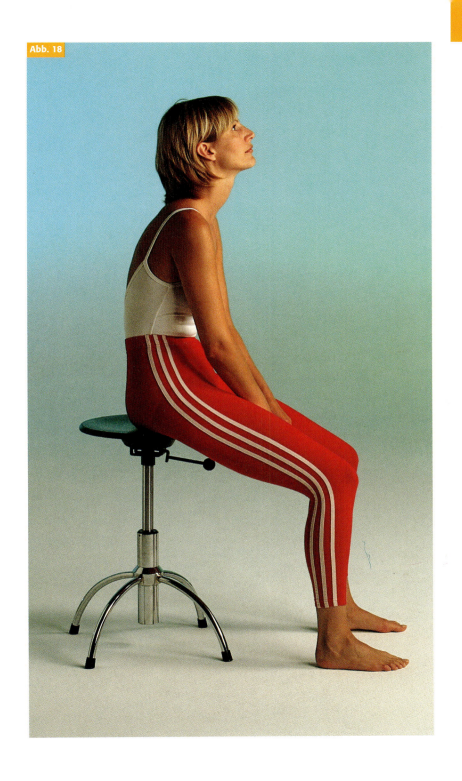
Abb. 18

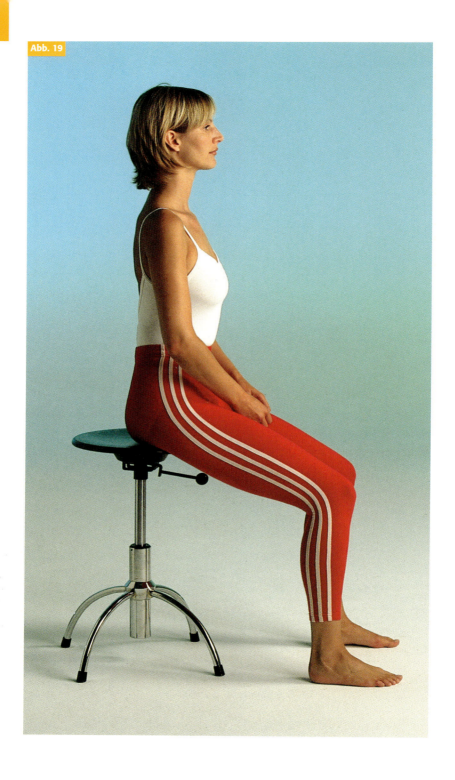

Abb. 19

Aus der Dauerfehlhaltung von Halswirbelsäule und Kopf, die für unsere Kopfgelenke immer mehr zum Normalzustand wird und auch unser Gehirn immer mehr als »normal« interpretiert, resultieren mit den Jahren degenerative, aber manchmal auch entzündliche Veränderungen des Bindegewebes innerhalb einzelner Bewegungssegmente und in den dazugehörigen Muskelfaszien (den Muskel umhüllenden Muskelhäuten). Dies gilt für die kleinen Wirbelbogengelenke genauso wie für die Bandscheiben.

Es ist deshalb von größter Wichtigkeit, zunächst seine eigene Haltung wahrzunehmen, sich die Gefahren des Überstrapazierens einzelner Körperpartien (Muskeln, Bänder, Gelenke, Bandscheiben) klarzumachen, aber auch die des Schonens anderer (Abschwächung).

> **In bezug auf die Haltung gilt es, zwei Dinge zu lernen:**
> • **Haltungswahrnehmung:** Erlernen des ökonomischen Gebrauchs der Wirbelsäule im Alltag (etwa beim Sitzen, siehe Abb. 19)
> • **Wirbelsäulenhygiene:** Erlernen entsprechender Übungen, die es einem erleichtern, die günstige Haltung bei den verschiedensten Tätigkeiten einzunehmen und über längere Zeit halten zu können

Balance des Kopfes

Der Kopf ist schwer – er wiegt immerhin 7 Kilogramm. Sein Schwerpunkt liegt vor der Halswirbelsäule. Der vordere Teil (Gesichtsschädel) ist schwerer als der hintere und bringt die Halswirbelsäule in Gefahr, nach vorn durchzubiegen.

Deshalb schützt eine kräftige Nackenmuskulatur den Kopf vor dem Abkippen nach vorn.

Allerdings sind die Nackenmuskeln bei vorwiegend vorgebeugten (Arbeits-)Haltungen meistens gänzlich überbeansprucht und zu dauernder Haltearbeit gezwungen. Sie verkürzen sich und vermögen bald nicht mehr, sich zu entspannen.

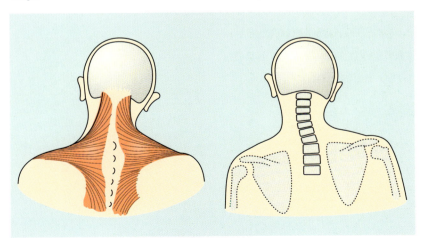

Abb. 20
Eine Dysbalance der Halswirbelsäule hat die einseitige Verkürzung und Verspannung der Schulter- und Halsmuskulatur zur Folge

Die vordere Halsbeugemuskulatur dagegen, die den Kopf vor dem Nachhintenfallen bewahrt, bildet sich immer mehr zurück. Nur wenn die vordere und hintere Muskulatur im Gleichgewicht sind und zusammenarbeiten, kann der Kopf gut ausbalanciert und entspannt auf der Halswirbelsäule gehalten werden.

Dysbalancen dagegen führen zu Verspannungen, schnelleren Abnutzungen, Störungen und Beschwerden. Sie resultieren häufig aus dauernd wieder eingenommenen Arbeits- und Gewohnheitshaltungen und Arbeitsplätzen, die kaum Bewegungsspielraum zulassen.

Übrigens kann die Halswirbelsäule auch zu einer Seite hin gebogen sein. Ein Ohr ist dann der seitengleichen Schulter näher als das andere Ohr der anderen Schulter. Da die eine Schulter etwas höher steht als die andere, sind die Schulter- und Nackenmuskeln auf einer Seite kürzer und meist verkrampfter als auf der anderen (Abb. 20). Auch diese einseitige Haltung des Halses wird durch einseitige Bewegungs- und Arbeitsabläufe sowie -haltungen begünstigt.

Störanfälligkeit der Halswirbelsäule und ihre Folgen

Die Tendenz der Wirbelkörper, im Alter an ihren Grenzflächen Kalk anzulagern, kann für die Blutgefäße und austretenden Nerven negative Folgen haben, da mehr Druck auf sie ausgeübt wird. Auch Bandscheibenschäden und Knochen- sowie Gelenkabnutzungen nehmen im allgemeinen mit den Jahren zu. Dadurch werden die Gefäße im Hals- und Nackenbereich stärker eingeengt und die Blutversorgung des Gehirns und des Innenohrs wird gedrosselt.

Wenn dann noch häufig eingenommene Fehlhaltungen oder Extremstellungen (z. B. Einklemmen des Telefonhörers zwischen Ohr und Schulter oder Überkopfarbeiten wie beim Aufhängen von Vorhängen oder Anstreichen einer Decke) und damit chronisch erhöhte Muskelspannungen hinzukommen, können schnell Kopfschmerzen, Migräne, Schwindel, eine verminderte Durchblutung im Innenohr oder Gleichgewichtsstörungen entstehen.

Eine chronisch erhöhte Muskelanspannung wird aber auch sehr häufig durch seelische Probleme ausgelöst. Sorgen, Leistungsdruck, Versagensangst oder andere Ängste, Streß, blinde Wut oder Zorn über eine Ungerechtigkeit lasten oft zentnerschwer auf unseren Schultern.

Da dann die Blutgefäße und Nerven innerhalb der Muskelschichten und in den Zwischenwirbellöchern dauernd gedrückt werden, kommt es zu unangenehmen Schmerzzuständen.

Chronische Verspannungen belasten uns unser Leben lang, wenn wir nichts dagegen tun.

> **Doch es gibt eine wirksame Hilfe: Mit Haltungswahrnehmung, Dehnungs-, Entspannungs- und Atemübungen können Sie den Teufelskreis von Anspannung, Schmerz und erneuter Anspannung durchbrechen. Üben Sie mit, und bleiben oder werden Sie gesund!**

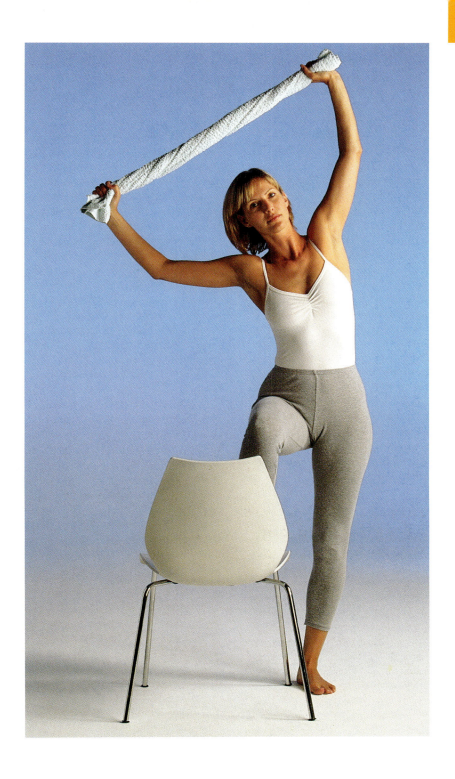

Nackenschule – so machen Sie es richtig

Lockerungsübungen

Beginnen Sie jedes Übungsprogramm mit Lockerungsübungen, um den ganzen Organismus zu erwärmen und auf die Aktivität einzustimmen. Die zu trainierenden Muskeln, Gelenke, Sehnen und Bänder werden dadurch gut durchblutet und vorbereitet. Ein erwärmter Muskel ist besser zu dehnen und zu trainieren, ein gelöstes Gelenk leichter zu beanspruchen als ein »kaltes«. Verletzungen wie Zerrungen werden verhindert, Muskelkater wird vermieden bzw. vermindert. Außerdem werden auch Herz und Kreislauf angeregt. Für Lockerungsübungen eignen sich alle möglichen Schwünge und Kreise mit den Armen und Schultern: Pendelschwünge, Achterschwünge etc. Angenehm sind auch Schüttelbewegungen mit den Armen oder Schultern.

Körperwahrnehmung und Körpergefühl

Die meisten Bewegungsabläufe, die wir täglich ausführen, finden unbewußt und automatisch statt. Jeder hat seine individuellen, stereotypen Bewegungsabläufe entwickelt.
Ob wir gehen, stehen, sitzen, uns bewegen, spielen, essen, schreiben, Hausarbeiten verrichten, Auto fahren oder am Computer arbeiten, immer wieder nehmen wir die gleiche Haltung ein und führen unsere standardisierten Bewegungsabläufe aus.

Wir müssen zuallererst damit beginnen, das eigene Körpergefühl wieder zu schulen und neu zu entwickeln. Dann kann sich der Übende auch im Alltag besser kontrollieren und seine Haltung positiv korrigieren. Körperbewußtsein setzt voraus, daß wir fähig sind, Spannungsverhältnisse unseres eigenen Körpers wahrzunehmen. Den meisten Menschen ist dieses Bewußtsein verlorengegangen. Unökonomische, schädliche Bewegungen und Haltungen werden nicht mehr erkannt. Unsere verschobene Kopfhaltung oder Rundrückenhaltung bleibt in allen Situationen erhalten; die angespannten Schultern verharren in Dauerspannung.
Aus irgendeinem Grund haben wir eine Fehlhaltung erlernt und nehmen sie nicht mehr als schädlich, sondern als normal wahr. »Normal« wäre, daß ein Muskel nach erfolgter zweckmäßiger Kontraktion oder Dehnung sofort wieder in seine Ausgangslage (Grundspannung) zurückkehrt – das gelingt bei der statischen Dauerspannung nicht mehr.

> Erkennen Sie Ihre individuellen Haltungs- und Bewegungsgewohnheiten. Lernen Sie, die schädlichen Haltungsmuster in günstige umzuwandeln. Ein Umdenken ist nötig. Denken Sie immer wieder daran, und wenden Sie die neuen Erkenntnisse täglich an, bis das neue Haltungs- und Bewegungsmuster sich festgesetzt hat (Automatisation).

Der einzige Ausweg: Wir müssen lernen, wieder sensibel zu werden für unseren Körper und seine Zustände. Wir müssen wieder lernen, in unseren Körper hineinzuhorchen, ihn zu erfühlen, zu ertasten und negative wie positive Bewegungsmuster zu erkennen, zu unterscheiden und richtig zu interpretieren. Nach der Erkenntnis und Bewußtmachung der Haltung (Körperwahrnehmung) erfolgt die Korrektur (mit Hilfe von Übungen), dann die Automatisation durch häufige Wiederholungen der Haltungs- und Bewegungsübungen.

> **Lernen Sie Ihre gewohnheitsmäßige Kopfhaltung (bei der Arbeit, im Beruf, bei Freizeitbeschäftigungen) kennen; korrigieren Sie sie im Alltag so lange bewußt, bis sie sich »normal« anfühlt.**

Lernübungen, die ein Gleichgewicht der Hals-, Nacken- und Schultermuskeln bewirken, finden Sie im Übungsprogramm dieses Buches.

Wahrnehmungsübungen für die Halswirbelsäule

Diese Übungen helfen Ihnen, Ihre gewohnheitsmäßige und eine günstige Haltung des Kopfes und der Halswirbelsäule wahrzunehmen und zu unterscheiden.

Grundübung:
Setzen Sie sich auf einen Stuhl, evtl. vor einen Tisch. Sitzen Sie so, wie Sie normalerweise sitzen, ohne sich anzustrengen oder »gut« sitzen zu wollen. Sinken Sie bewußt etwas in sich zusammen, so wie wir es täglich gewohnheitsmäßig immer wieder tun. Spüren Sie, wie der Rücken dabei rund wird und sich die Halswirbelsäule nach vorn schiebt?

Blicken Sie nun von unten (z. B. von der Tischplatte) leicht nach oben, als ob Sie etwas, das sich neben oder etwas entfernt von Ihnen befindet, beobachten wollten. Spüren Sie, wie der Hinterkopf dabei etwas nach hinten unten gezogen wird (Abb. 21)? Richten Sie nun Ihre Konzentration bewußt auf die Schädelbasis, wo die Wirbelsäule endet und sich dreht. Dort wird der Hinterkopf von den meist verkürzten kleinen Nackenmuskeln so nach hinten gezogen, als ob Sie ihn zwischen die Schulterblätter ziehen wollten.

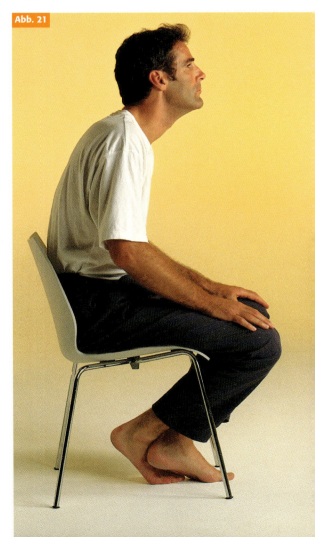

Abb. 21

Können Sie sich vorstellen, wie dabei die kleinen Kopf- und Wirbelgelenke einseitig abgenützt werden? Nehmen Sie wahr, wie dabei die Vorderseite des Halses überdehnt wird, während die Rückseite zusammensinkt, sich verkürzt.

Tip: Beobachten Sie sich zunächst vor einem Spiegel.

Nun richten Sie sich auf dem Stuhl auf und stellen sich vor, daß aus der Mitte Ihres Kopfes ein Faden herausragt. Stellen Sie sich vor, daß Sie an diesem Faden zur Decke hochgezogen werden oder daß Sie ein Buch auf dem Kopf zur Decke hochschieben wollen (Abb. 22). Spüren Sie, wie der Nacken und die Wirbelsäule lang werden? Lassen Sie dabei die Schultern nach unten hängen, und fühlen Sie, wie die Kopfhaltung und die Kopfgelenke freier werden.

Achten Sie aber darauf, das Kinn nicht anzuheben und die Stirn nicht zur Decke hochzuschieben. Das Kinn sollte nicht zu hoch, aber auch nicht zu tief genommen werden. Halten Sie es so, daß Sie geradeaus schauen.

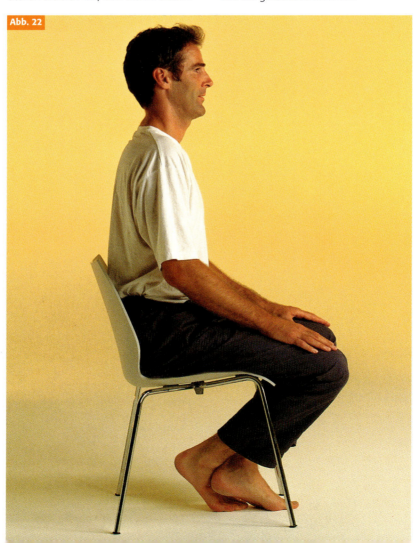

Abb. 22

Weitere Wahrnehmungsübungen:
• Erfühlen Sie die Halswirbelsäule, indem Sie den rechten Mittelfinger in die Kuhle in der unteren Mitte des Hinterkopfes legen und mit dem Zeigefinger der anderen Hand von dort über die Wirbelkörper der Halswirbelsäule bis zu dem hervorstehenden siebten Halswirbel gleiten (Abb. 23). Wiederholen Sie diese ertastende Streichbewegung einige Male, und nehmen Sie dabei Ihre Halswirbelsäule mit den einzelnen Wirbeln und auch in ihrer Ganzheit bewußt wahr.
• Legen Sie den rechten Mittelfinger wieder in die Kuhle in der Mitte des Hinterkopfes. Die Finger der anderen Hand legen Sie auf die Dornfortsätze der Halswirbelkörper. Die Halswirbelsäule gegen die Finger dieser Hand nach hinten drücken, einige Sekunden so halten, dann die Halswirbelkörper nach vorn drücken (Abb. 24). Nehmen Sie dabei die Bewegung der Halswirbelsäule bewußt wahr – fühlen Sie, wie sie sich streckt und krümmt.
• Gleiche Fingerstellung wie vorher, aber den Kopf einmal zur rechten, danach zur linken Seite beugen (Abb. 25, 26). Die seitliche Bewegung der Halswirbelsäule bewußt wahrnehmen.
• Sinken Sie in sich zusammen, und nehmen Sie den Kopf etwas in den Nacken (unbewußt sitzen Sie sicherlich immer wieder so). Legen Sie wieder die Finger einer Hand auf die Dornfortsätze der Halswirbelkörper. Nun schieben Sie den Kopf, wie in der Grundübung beschrieben, nach oben und erfühlen mit den Fingern die Bewegung und Veränderung in der Halswirbelsäule.

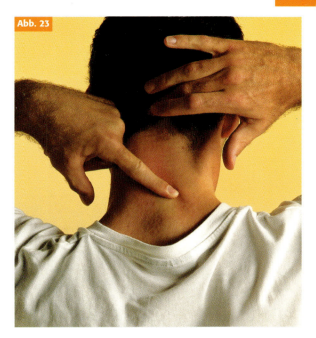

Abb. 23

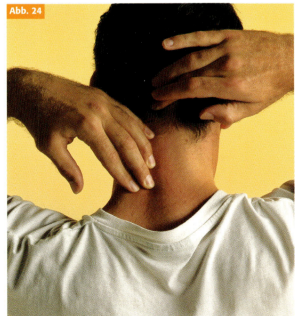

Abb. 24

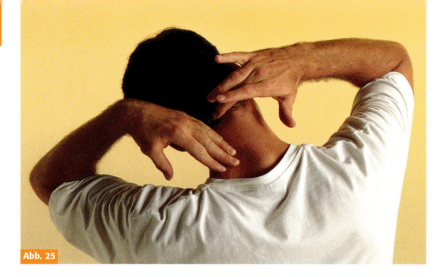
Abb. 25

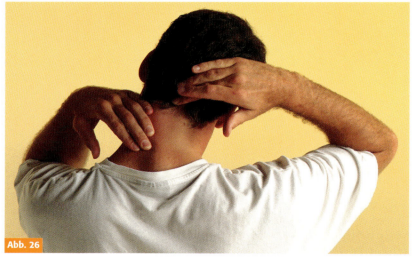
Abb. 26

Dehnung und Entspannung

Dehnung bedeutet grundsätzlich die passive Verlängerung eines Muskels durch äußere Kräfte, damit dieser an Elastizität gewinnt. Schon allein durch die bewußte (geistige) Entspannung (Relaxation) kann bei einem verkürzten Muskel ein Längenzuwachs erreicht werden.

Bei einem stark verkürzten Muskel sind allerdings intensivere Dehnungsübungen nötig. Dabei ist immer zu beachten, daß eine Muskelverlängerung weniger durch eine Erhöhung des Dehnungszuges zustande kommt als durch das Nachgeben des Muskels.
Über lange Zeit verkürzte, also dauerverspannte Muskulatur (häufig die Nackenmuskeln) läßt das Bindegewebe verkleben und macht es ungeschmeidig. Dehnung und Relaxation lassen den Spannungstonus der Muskulatur

sinken und sie weich und geschmeidig werden. Ein verkürzter Muskel läßt keine freie Gelenkbewegung mehr zu. Bevor man jedoch an ein sanftes Mobilisieren geht, sollten Verspannungen zuerst bewußtgemacht und dann gelöst werden. Dies hört sich allerdings leichter an, als es ist.

Denn die Fähigkeit »loszulassen«, zu entspannen, ist oftmals verlorengegangen. Streß und Leistungsdruck führen immer mehr zu innerlichen und muskulären Verspannungen. Häufig ist sogar der Atem verkrampft und oberflächlich. So muß die Entspannung, genau wie das tiefe, gelöste (Durch-)Atmen, erst wieder gelernt werden. Verspannte Muskeln sind in ihrer Elastizität vermindert. Verkürzte Muskeln führen dazu, daß das Gelenk, mit dem sie verbunden sind, wesentlich höheren Belastungen ausgesetzt ist.

Entspannung und Dehnung erhöhen sowohl die Elastizität als auch den Stoffwechsel des Muskels, außerdem die Beweglichkeit des dazugehörigen Gelenks.

Jedoch muß auch berücksichtigt werden, daß Mobilität (ausgeprägte Beweglichkeit) immer auch einen Verlust an Stabilität bedeutet. Deshalb dürfen Kräftigungsübungen in keinem Übungsprogramm fehlen.

Dehnen und Entspannen machen nicht nur beweglicher, sondern auch »freier«, weiter – in der Atmung und im Kopf. Nerven und Blutgefäße werden weniger gedrückt und eingezwängt, sie erhalten mehr Platz und mehr Sauerstoff.

Entspannung heißt auch, sich das Schweregefühl eines Körperteils oder einer Körperregion bewußtzumachen. Das Erleben der Eigenschwere läßt das Körpergefühl entstehen und gilt als Voraussetzung zur Entspannung. Wenn wir lernen, die Schwere der Schulter zu fühlen, können wir sie und damit die erhöhte Anspannung dort loslassen. Es tut gut, so das Gewicht jedes Körperteils zu erleben und loszulassen. Schon allein durch diese Art der Relaxation wird ein Längenzuwachs des Muskels erreicht.

Sehr entspannend wirken auch Atemübungen. Man kann lernen, überallhin zu atmen, den Atem in alle Körperregionen und bis in die entfernteste Zelle zu »schicken«.

Beim Dehnen wirkt der bewußte Atem unterstützend und macht die Übung leichter und effektiver. Das Beobachten des Atems entspannt zusätzlich.

Dehnungsmethoden

Beim Dehnen muß man berücksichtigen, daß der Muskel zunächst mit einer Kontraktion (Anspannung) reagiert, wenn er arbeitet oder in eine Dehnposition gebracht wird. Das Zusammenziehen ist ein Schutzreflex, der den Muskel vor Überdehnung und Rissen bewahrt. Bei richtigem Dehnen weicht diese anfängliche Kontraktion der Entspannung.

Passives statisches Dehnen

Dabei wird langsam bis zum möglichen Endanschlag (Schmerzgrenze) gedehnt und die Dehnungsstellung etwa 30 Sekunden oder auch mehr gehalten. Der anfängliche Dehnreiz wird während der Dehnung immer schwächer, denn die kontraktilen Elemente in den Muskelfasern geben mehr und mehr nach. Der Dehnreflex, der bei ruckartigem Federn sofort einsetzt und die Dehnung hemmt, wird nach etwa 8 Sekunden ausgeschaltet. Die Spannung läßt nach, und die Muskulatur wird weicher, was meistens als ein sanftes »Auseinanderfließen« des gedehnten Muskels wahrgenommen wird. Die Dehnung kann jetzt noch leicht verstärkt werden. Auch zu diesem Zeitpunkt darf kein Schmerz auftreten. Der Atem kann die Übung unterstützen.

- Beispiel einer Nackendehnungsübung: Den Kopf zur rechten Seite neigen und die Dehnungsspannung der linken Nackenseite wahrnehmen. Mit der langsamen Ausatmung das Gewicht des Kopfes nach rechts unten noch mehr wirken lassen. Geübte können sich gleichzeitig auf die linke Schulter konzentrieren und diese mit der Ausatmung tiefer sinken lassen.
- Auch die Augen können auf reflektorischem Wege die Wirkung noch verstärken: Position wie oben, dann beim Einatmen mit den Augen links hochschauen, beim Ausatmen rechts nach unten; dabei das Gewicht des Kopfes wirken lassen.

Aktives statisches Dehnen

Beim aktiven statischen Dehnen wird der Antagonist der zu dehnenden Muskulatur angespannt. Dadurch kommt es zu einer reflektorischen Hemmung des Agonisten, damit der sich kontrahierende Muskel besser arbeiten kann. Der Tonus des Agonisten wird gesenkt, so daß er leichter und effektiver dehnbar ist.

Postisometrische Relaxation

Diese Art des Dehnens wird auch einfach Anspannungs-Entspannungs-Dehnen genannt. Sie ist am effektivsten und erzeugt im gedehnten Muskel eine ausgeprägte Blutzirkulation und Erwärmung. Man macht sich die Erkenntnis zu eigen, daß ein zuerst maximal angespannter Muskel sich danach maximal entspannen läßt. In der Endstellung der Dehnung wird der verkürzte und jetzt gedehnte Muskel zunächst maximal isometrisch angespannt (etwa 6 Sekunden), d. h., ohne daß es zum Bewegungsausschlag bzw. zur Verkürzung des Muskels kommt. Nach einer kurzen Entspannungszeit (ca. 3 Sekunden) in der gleichen Gelenkposition wird sanft noch etwas weiter gedehnt und die Endposition nochmals mindestens 10 Sekunden gehalten.

Kräftigung

Muskeln, die in Relation zu ihrer Kapazität überbelastet sind (häufig die Rücken- und Nackenmuskeln), verspannen leicht. Sie müssen deshalb gekräftigt werden. Genauso verhält es sich mit Muskeln, die in der Relation zu ihren Gegenspielern zu schwach ausgebildet sind (häufig die Bauchmuskeln im Gegensatz zu den eher verkürzten und verspannten Kreuzmuskeln oder die Halsmuskeln im Gegensatz zu den Nackenmuskeln).

Wenn ein Muskel gekräftigt wird, zieht er sich zusammen (Kontraktion). Die Verkürzung der Muskeln wirkt auf die Knochen und kann diese bewegen. Muskeln wirken als Agonisten (Beuger) und Antagonisten (Strecker) auf Gelenke. Verkürzt sich der eine auf einer Knochenseite (z. B. hintere Nackenmuskulatur oder Kreuzmuskulatur), verlängert sich automatisch die gegenüberliegende Muskulatur (auf der anderen Knochenseite).

Muskeln können auf isotonische und auf isometrische Weise gekräftigt werden. Wirkungsvoller für das Training der Haltemuskeln sind die isometrischen Spannungsübungen, die in den Übungsprogrammen für die Hals-, Nacken- und Schultermuskeln verstärkt zum Einsatz kommen. Es ist wissenschaftlich erprobt und erwiesen, daß sie innerhalb kurzer Zeit am intensivsten wirken. Am idealsten ist die Kombination von isometrischen Übungen und Dehnungsübungen, wie sie im Übungsteil ab S. 40 zu finden ist.

Isometrische Spannungsübungen

Bei isometrischen Spannungsübungen wird ein Muskel gegen einen Widerstand (z. B. gegen die eigene Hand oder einen Gegenstand) langsam, nicht ruckartig, aber kräftig angespannt. Dadurch werden zum einen Muskelverspannungen verhindert, zum anderen möglichst viele Muskelfasern aktiviert. Außerdem fällt es nach einer kräftigen Muskelanspannung leichter, den Muskel zu beherrschen, ihn wahrzunehmen und zu entspannen. Letzteres macht man sich bei manchen Entspannungsmethoden zu eigen: Nach einer kräftigen Muskelanspannung kann auch die Entspannung intensiver erfolgen.

Isometrische Muskelanspannung bedeutet statische Haltearbeit, bei der der Muskel lediglich Spannung entwickelt, ohne daß es zu einer Längenveränderung kommt oder eine Gelenkbewegung stattfindet. Die Kraftausdauer unserer Haltemuskeln kann dadurch beträchtlich verbessert werden. Besonders bewährt haben sich die isometrischen Übungen zwischendurch als Ausgleich bei den im Alltag oft notwendigen Zwangshaltungen des Kopfes, aber auch bei allen Hals-, Nacken- und Schultergürtelproblemen sowie bei Ermüdung, Schmerzen und Durchblutungsstörungen im Kopfbereich.

Was Sie beim Üben beachten sollten

- Beginnen Sie immer mit Lockerungsübungen (evtl. zu Musik).
- Achten Sie auf eine rückenfreundliche Ausgangsstellung, also z. B. aufrechtes Sitzen oder Stehen.
- Den Atem während des Übens gleichmäßig fließen lassen.
- Sich Zeit nehmen für die einzelne Übung. Bei Zeitmangel die Anzahl der Übungen reduzieren. Jede Übung langsam und bewußt ausführen.
- Nie zerren oder nachfedern!
- Nie über die Schmerzgrenze hinausgehen. Bei Beschwerden abbrechen.
- Die Übungen konzentriert und wahrnehmend ausführen. Horchen Sie in sich hinein, und erspüren Sie, was in Ihrem Körper geschieht: während der Kräftigung, der Dehnung und auch während der Entspannung.
- Nehmen Sie sich auch die Zeit, einer Übung nachzuspüren: Hat sich etwas im trainierten Körperbereich geändert? Wie fühlt dieser sich jetzt an? Wie war das Gefühl vor der Übung?
- Bedenken Sie: Die Anspannung kann durch eine tiefe Ausatmung unterstützt werden. Die stärkste Dehnung ist während der Ausatmung möglich. Eine gute Entspannung wird am besten durch eine ruhige Atmung und vor allem durch tiefe Ausatmung erreicht.

Ausführung isometrischer Spannungsübungen: Die Muskelanspannung wird 6–10 Sekunden aufrechterhalten. Währenddessen soll normal und fließend weitergeatmet werden. Bei Anfängern besteht immer die Gefahr, den Atem mit der Muskelanspannung anzuhalten oder zu pressen. Deshalb unbedingt auf das ruhige Weiteratmen achten! Dabei bewußt die Anspannung empfinden. Danach die Spannung loslassen und die Entspannung bewußt erleben. Wiederholen.

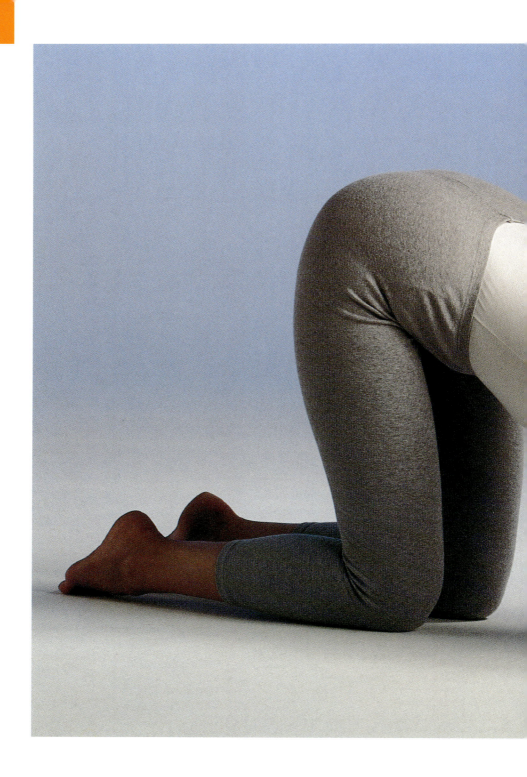

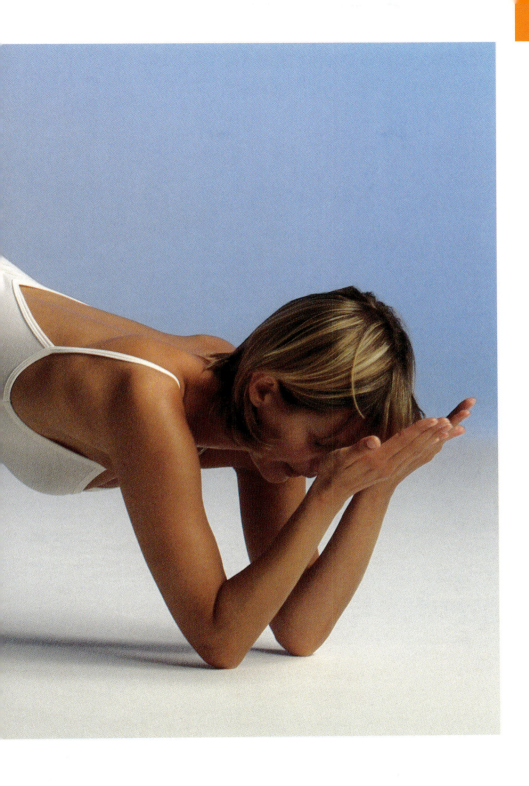

Übungsprogramme für Hals, Nacken und Schultern

Übungsprogramm 1

Im Sitzen oder Stehen, ohne weitere Hilfsmittel. Zum Sitzen eignet sich ein Stuhl oder ein großer Sitzball.

1. Übung: Lockerung und Wahrnehmung

• Lockerung: Schütteln Sie die Schultern locker und schnell aus, indem Sie sie rasch hochziehen und wieder fallen lassen. Das lockert nicht nur, sondern regt auch die Durchblutung an. Schlenkern Sie mit den Armen herum wie ein Hampelmann. Lockern Sie sich, solange Sie wollen, danach gelöst sitzen und der Übung nachspüren. Sind die Schultermuskeln nicht wunderbar warm geworden?

> **Besonders wirkungsvoll ist diese Übung beim Hüpfen auf einem Sitzball.**

• Wahrnehmung: Ziehen Sie die Schultern nun bewußt hoch in Richtung Ohren, aber ohne die Armmuskeln zu benützen (Abb. 27). Spüren Sie die Anspannung in der Muskulatur. Dann die Schultern schwer fallen lassen und die Entspannung im Schulter- und Nackenbereich wahrnehmen (Abb. 28). Der Atem geht dabei ruhig und gelöst.

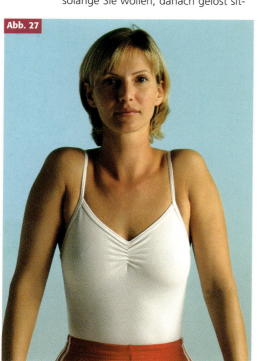

Abb. 27

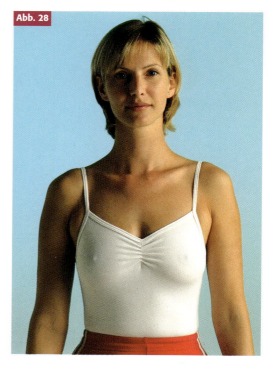

Abb. 28

2. Übung: Massage

• Legen Sie die Finger beider Hände an den Haaransatz neben der Wirbelsäule. Dann streichen Sie mit etwas Druck neben der Wirbelsäule entlang von oben nach unten bis zu den Schultern und dann nach außen in Richtung Schultergelenk (Abb. 29). Wiederholen, sooft Sie wollen.

• Wie oben, jedoch mit Kreisbewegungen von oben nach unten streichen. Eine Übung, die oft wiederholt werden kann und sollte.

3. Übung: Haltung

• Sie sitzen auf einem Stuhl oder auf dem Sitzball. Stellen Sie sich vor, Sie wären eine Marionette und aus der Mitte Ihres Schädeldaches ragt ein Faden. Sie tun so, als ob dieser Faden Sie nach oben ziehen würde. Wenn Sie wollen, können Sie die ersten Male ein paar Haare zwischen die Finger nehmen und leicht daran ziehen (Abb. 30). Beobachten Sie, wie die Halswirbelsäule und Ihr gesamter Rücken sich strecken. Verbleiben Sie 6–10 Sekunden in der Streckung, dann gelöst nachgeben, aber nicht in sich zusammensinken.

Achtung: Nicht das Kinn hochstrecken, und auch die Schultern unten lassen. Ein Spiegel hilft beim Korrigieren.

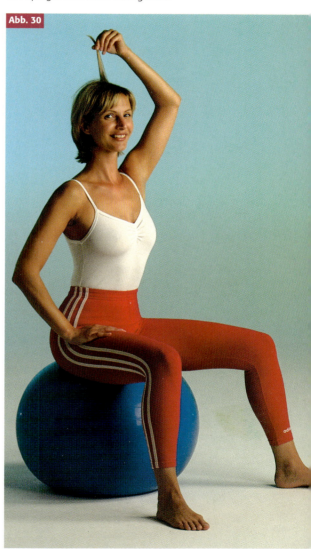

Abb. 30

Abb. 29

4. Übung: Kräftigung

• Legen Sie beide Hände verschränkt an den Hinterkopf oder eine Hand an den Hinterkopf, die andere zur Abstützung an die Halswirbelsäule. Den Hinterkopf fest gegen die Hand drücken (6–10 Sekunden), danach locker lassen (Abb. 31). Führen Sie die Übung 4–6 mal durch. Spüren Sie dabei die Dehnung in der Halswirbelsäule.

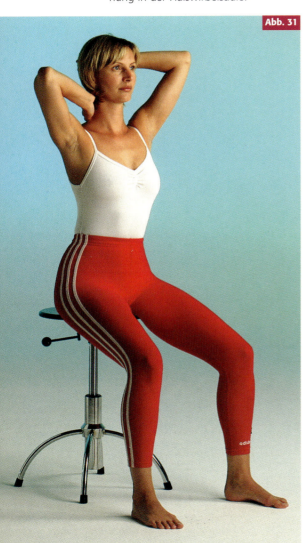

Abb. 31

5. Übung: Dehnung und Kräftigung

• Handhaltung wie bei Übung 4, allerdings wird der Kopf vorgebeugt (Abb. 32). Die Dehnung spüren, aber nicht den Kopf nach unten drücken. Jetzt den Hinterkopf etwa 6 Sekunden lang gegen die Hand drücken, ohne daß eine Bewegung stattfindet.
Dann locker lassen und anschließend noch einmal in die Dehnung gehen. Dabei nur das Gewicht der Hand wirken lassen, nicht etwa ziehen oder zerren. Nach einigen Wiederholungen den Kopf anheben und dem sich einstellenden gelösten und weiten Gefühl nachspüren.

6. Übung: Mobilisation

• Legen Sie einen Finger in die Kuhle am Hinterkopf. Versuchen Sie nun, den Finger zurückzuschieben, indem Sie das Kinn zurückschieben. Dann die Spannung kurz loslassen, bevor Sie wieder anspannen. Auf diese Weise Kinn bzw. Finger einige Male zurückschieben und wieder loslassen. Versuchen Sie dabei, sich in das obere Kopfgelenk und die oberen Wirbel hineinzufühlen. Danach gelöst der Lockerung nachspüren.

7. Übung: Wahrnehmung, Mobilisation, Lockerung

• Legen Sie je einen Mittelfinger zwischen Ohr und Wirbelsäule, dorthin, wo sich die Kopfgelenke befinden. Machen Sie ganz kleine Nickbewegungen auf und ab. Versuchen Sie auch jetzt wieder, sich in das kleine Eigelenk hineinzufühlen, und stellen Sie sich vor, wie die Nasenspitze bei dieser kleinen Bewegung mit auf und ab wandert.

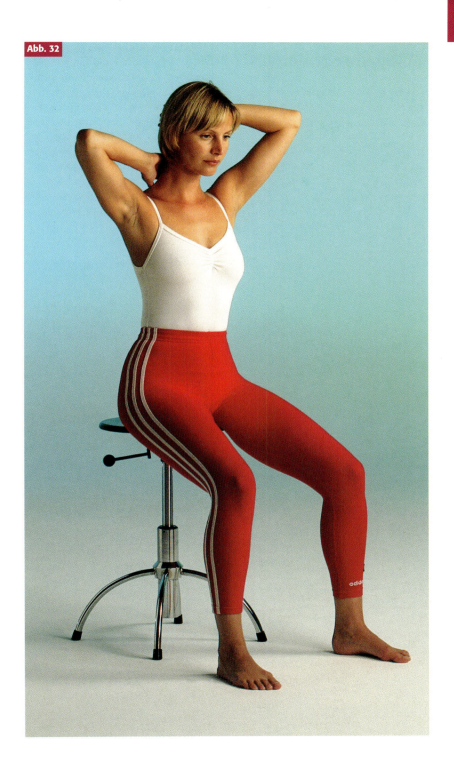
Abb. 32

Übungsprogramm 2

Sie sitzen auf einem Hocker vor einer Wand, wobei der Hocker ganz an die Wand geschoben ist.

1. Übung: Haltung und Dehnung

• Setzen Sie sich auf den Hocker vor die Wand, so daß Sie mit dem Gesäß die Wand berühren, sich also ganz zurücksetzen. Die Hände liegen locker auf den Oberschenkeln; der Schulterbereich sollte gelöst sein, aber die Schultern nicht vorhängen. Zuerst den unteren Rücken fest gegen die Wand drücken, so daß das Hohlkreuz sich auflöst und der Rücken sich an die Wand anschmiegt (Abb. 33). Spüren Sie, wie Sie dazu die Bauchmuskeln anspannen müssen?

> Vielleicht fällt es Ihnen schwer, das hohle Kreuz gegen die Wand zu drücken. Etwas leichter geht es, wenn man dabei die Fersen schräg nach vorn in den Boden stemmt.

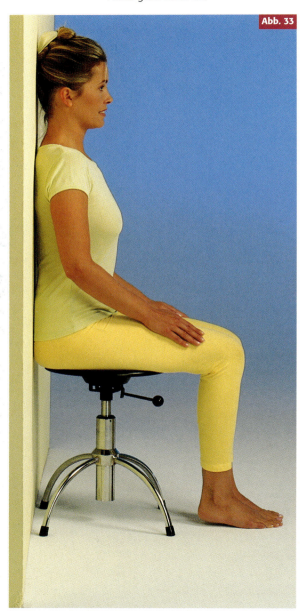

Abb. 33

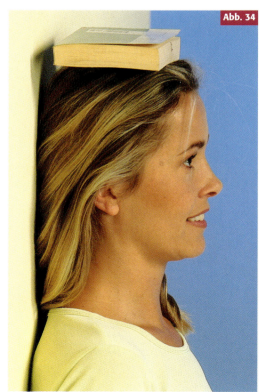

Abb. 34

Dann den Scheitel des Kopfes nach oben schieben und die Dehnung im Nackenbereich bewußt wahrnehmen. Spüren Sie, wie der dehnende Zug nicht nur durch den Halsbereich, sondern durch die ganze Wirbelsäule geht? Die Dehnung 6–10 Sekunden halten; dann lösen, aber nicht in sich zusammensinken. 4–6mal wiederholen. Als kleine Hilfe können Sie sich ein Buch auf den Kopf legen und es in Richtung Decke schieben (Abb. 34).

2. Übung: Kräftigung
• Gleiche Sitzhaltung wie bei Übung 1. Wiederum das Kreuz und auch die Schultern gegen die Wand drücken. Gleichzeitig den Hinterkopf hochschieben, so daß Nacken und Hals lang werden. Die Anspannung im vorderen Halsbereich beachten. Die Spannung 6–10 Sekunden halten, dann entspannen. 4–6mal wiederholen.

3. Übung: Haltung
• Gleiche Übung wie oben, jedoch beide Arme seitlich herabhängen lassen und an die Wand legen.
Das Kreuz und die Arme gegen die Wand drücken. Dann den Scheitel nach oben schieben, während die Arme und Schultern gleichzeitig nach unten ziehen (Abb. 35). Spannung 6–10 Sekunden halten und dabei gelöst weiteratmen.

4. Übung: Dehnung
• Wiederum gleiche Sitzhaltung, dann wie bei Übung 3 den Scheitel nach oben sowie Arme und Schultern nach unten ziehen (Abb. 36). Neigen Sie jetzt den Kopf zur rechten Seite, so daß sich das rechte Ohr der rechten Schulter nähert (Abb. 37). Der Blick bleibt entweder geradeaus gerichtet, oder Sie schließen einfach die Augen, um sich noch besser auf das, was in

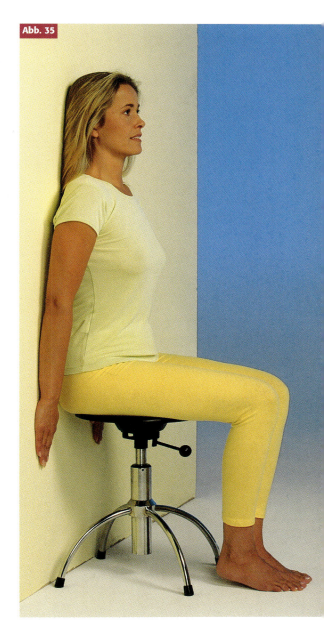

Abb. 35

ihrem Körper passiert, konzentrieren zu können. Die Dehnspannung 30 Sekunden halten, dabei gelöst weiteratmen; dann den Kopf langsam zurückgleiten lassen, bis er wieder aufrecht auf der Wirbelsäule ruht. Einen Moment nachspüren, dann zur anderen Seite wechseln (Abb. 38). Jede Seite 2–3mal dehnen.

Diese »klassische« Nackendehnungsübung, die sich besonders auf die Schulterhebemuskeln positiv auswirkt, kann überall – gerade auch zwischendurch am Schreibtisch – ausgeführt werden. Sinnvoll ist sie für jeden, weil wir allgemein die Schultern viel zu oft anspannen oder hochziehen. Das Üben an einer Wand führt automatisch zur richtigen, aufrechten Haltung.

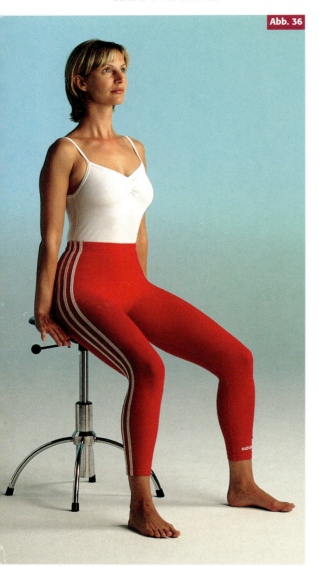

Abb. 36

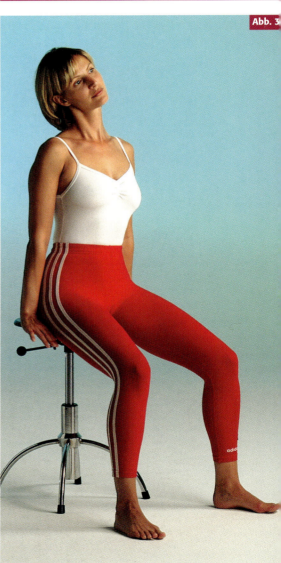

Abb. 37

Während dieser Dehnungsübung wird das Kinn eher sanft zum Körper herangezogen, um eine Überstreckung zu vermeiden.
Das Ohr wird in Richtung der Schulter, der Kopf also in einer Senkrechten nach unten bewegt; er sollte in jedem Fall nicht seitlich verdreht werden.

• Die Übung wie oben ausführen, doch zieht jeweils der gegenüberliegende Arm zusätzlich nach unten (Abb. 39). Wenn der Kopf zur rechten Seite geneigt ist, zieht die linke Hand in Richtung Boden. Bewußt auch die linke Schulter mit nach unten schieben; das verstärkt die Dehnung im Schulterbereich.

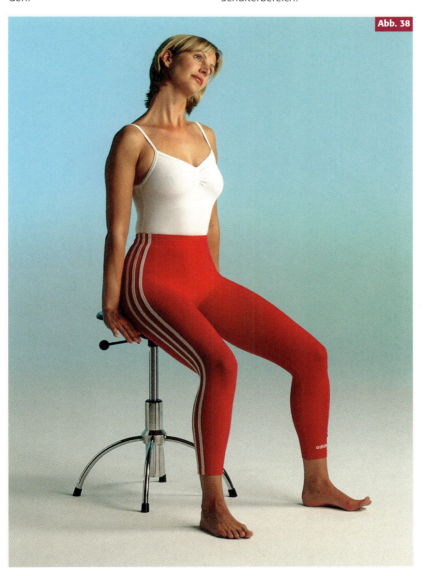

Abb. 38

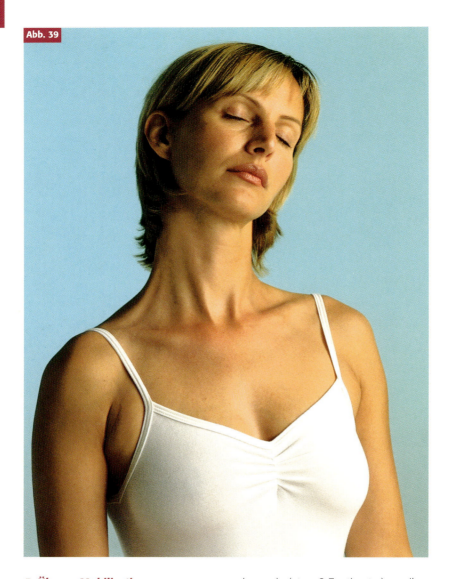

Abb. 39

5. Übung: Mobilisation

- Mit dem Rücken vor einer Wand sitzen, beide Arme schulterhoch seitlich anheben und strecken. Drücken Sie zuerst das Kreuz, dann die Arme gegen die Wand, und ziehen Sie den Scheitel des Kopfes nach oben.
Jetzt drehen Sie den Kopf zur rechten Seite, wobei der Hinterkopf die Wand nicht ganz berührt, sondern ein wenig (etwa 2 Zentimeter) von ihr entfernt ist.
Drehen Sie den Kopf so weit, wie es Ihnen leicht möglich ist, und schauen Sie zur rechten Hand.
Die Spannung 6–10 Sekunden halten, dann den Kopf gelöst zurückdrehen und die Arme senken; kurz entspannen. Entsprechend zur anderen Seite ausführen; jede Seite 2–4mal.

Übungsprogramm 3

Im Sitzen oder Stehen.

1. Übung: Massage und Lockerung

• Massage: Streichen Sie zunächst Hals und Nacken bis über die Schulter aus, von oben nach unten, wie Sie es im 1. Übungsprogramm bei Übung 2 gelernt haben.

• Lockerung: Legen Sie die linke Hand über die rechte Schulter, und ertasten Sie mit den Fingern den Schultermuskel (Abb. 40). Ziehen Sie ihn zwischen Fingern und Daumenballen hoch, also von der Schulter ab, und halten Sie ihn 4–6 Sekunden so abgehoben. Dann lassen Sie ihn sanft zurückgleiten und spüren eine Weile der Entspannung nach. 3–4mal wiederholen, dann gegengleich ausführen.

• Klopfen Sie mit den Fingerkuppen der rechten Hand den gegengleichen Schultermuskel aus und umgekehrt (Abb. 41). Der Empfindung nachspüren – wie fühlt sich dieser Bereich jetzt an?

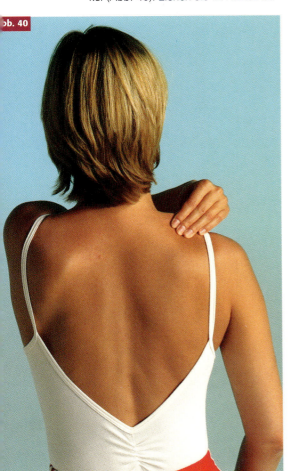

Abb. 40

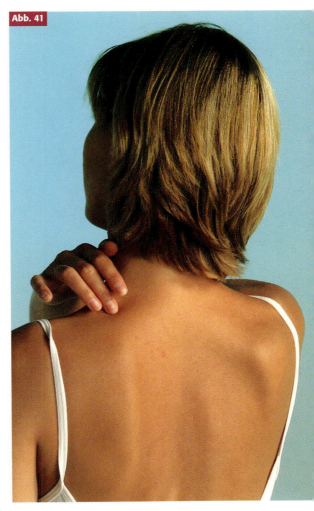

Abb. 41

2. Übung: Wahrnehmung und Entspannung

• Ziehen Sie die rechte Schulter zum Ohr hoch, und spüren Sie die Anspannung im Schulterbereich. Neigen Sie gleichzeitig den Kopf zur gleichen Seite, wobei die linke Nackenseite gedehnt wird. Noch intensiver wird die Übung, wenn Sie dabei den linken Arm nach unten in Richtung Boden ziehen (Abb. 42). Nach 6–10 Sekunden Schulter und Kopf in die Ausgangsstellung zurückgleiten lassen und dem Gefühl nachspüren.

Die Entspannung breitet sich im Schultergürtel, im Nackenbereich und über den ganzen Körper aus. Seitenwechsel (Abb. 43); jede Seite 2–4mal trainieren. Während des Übens entweder gelöst weiteratmen oder beim Hochziehen der Schulter ausatmen, beim Lockerlassen einatmen.

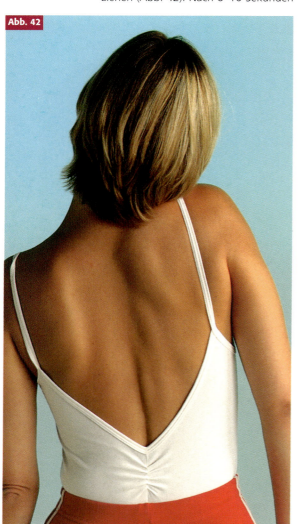

Abb. 42

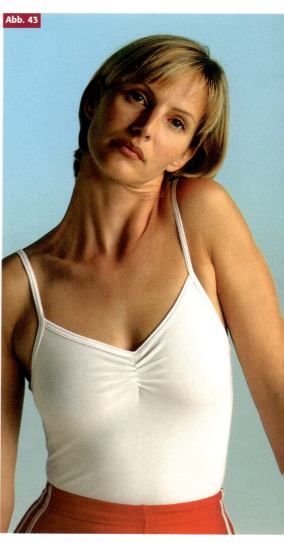

Abb. 43

3. Übung: Kräftigung

• Achten Sie auf eine gerade, aufrechte Haltung, und lassen Sie die Arme schwer nach unten hängen. Die Arme nach außen drehen, so daß die Handflächen nach außen zeigen (Abb. 44). Nehmen Sie die Bewegung der Schulterblätter bewußt wahr.
Ziehen Sie sie noch näher an die Wirbelsäule heran, so daß der oft abgeschwächte Muskel gekräftigt wird. Währenddessen bleibt der Kopf aufrecht, und die Arme ziehen immer leicht nach unten, um die oberen Schultermuskeln zu entlasten. Spüren Sie die Dehnung in der Brustmuskulatur? Nach 6–10 Sekunden in die Ausgangsstellung zurückkehren und gelöst nachspüren.
• Wie vorher, aber die Arme immer etwas höher nehmen, bis sie sich etwa in der Waagerechten befinden.

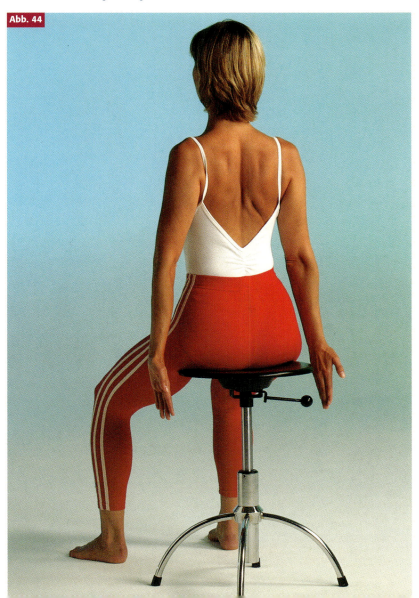

Abb. 44

4. Übung: Kräftigung und Dehnung

• Kräftigung: Legen Sie beide Hände mit den Handrücken nach oben flach unter das Kinn. Noch besser ist es, wenn Sie mit der unteren Hand eine Faust bilden und die andere Hand flach darauflegen.
Dann das Kinn kräftig gegen die Hände nach unten drücken (Abb. 45). Denken Sie auch bei dieser Übung an einen langen Nacken.

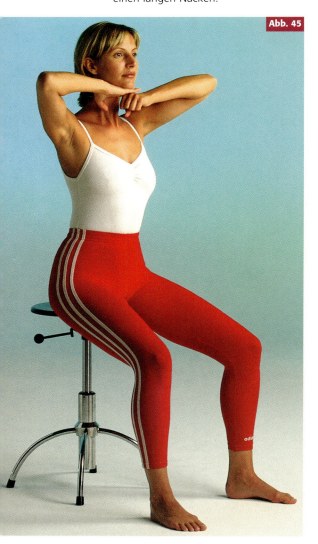

Abb. 45

Die Schultern nicht hochziehen. Die Spannung 6–10 Sekunden halten, dann locker lassen. 4–6mal wiederholen.

• Dehnung und Kräftigung: Wie oben das Kinn gegen die Hände drücken, dann den Kopf abwechselnd zur rechten und zur linken Seite neigen (das Ohr in Richtung Schulter, Abb. 46). Jeweils 6–10 Sekunden aushalten, dann den Kopf wieder aufrichten.

5. Übung: Mobilisation und Lockerung

• Legen Sie anfangs einen Zeigefinger an die Kuhle am Hinterkopf, wo die Wirbelsäule in den Kopf mündet. Konzentrieren Sie sich auf diesen Punkt, und machen Sie ganz kleine Nickbewegungen auf und ab.
Drehen Sie dabei den Kopf langsam nach rechts und links, so daß Sie einmal über die rechte, einmal über die linke Schulter schauen.
Wenn Ihnen die Nickbewegung geläufig ist, können Sie den Finger ruhig wegnehmen und die Hände locker ablegen.

• Legen Sie eine Hand unter das Kinn, und machen Sie die Nickbewegung wie oben langsam nach rechts und links. Die Hand bietet jetzt etwas Widerstand.
Auch wenn Sie sich konzentrieren müssen, den Atem trotzdem locker fließen lassen. Danach der Empfindung nachspüren.

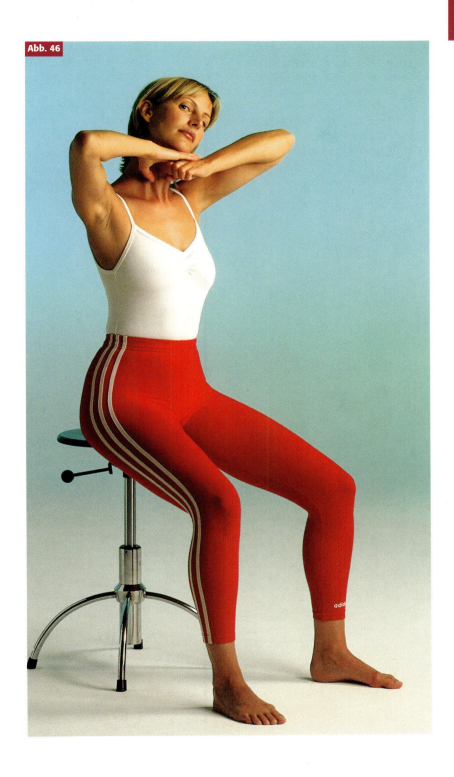

Abb. 46

6. Übung: Massage der Kleinen Nackenmuskeln

• Legen Sie Ihre Finger oben auf den Hinterkopf und die Daumen jeweils an den Haaransatz hinter den Ohren. Kreisen Sie mit den Daumen auf der Stelle, und schieben Sie sie am Haaransatz entlang immer ein bißchen weiter zur Wirbelsäule hin (Abb. 47, 48). An möglichst vielen Punkten stehenbleiben und kleine Kreisbewegungen ausführen. Es darf mit den Daumen ruhig Druck ausgeübt werden. Diese Massage wichtiger Akupressurpunkte lockert die kleinen Nackenmuskeln und hilft gegen Kopfschmerzen.

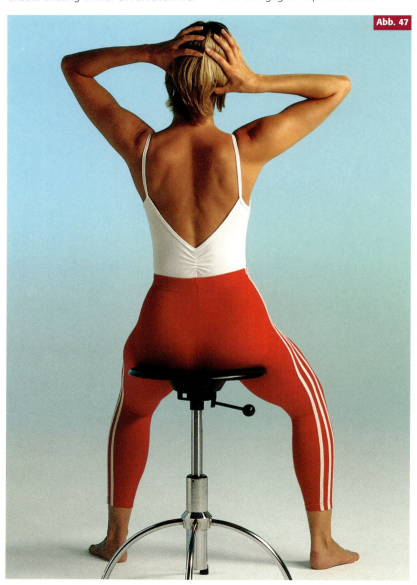

Abb. 47

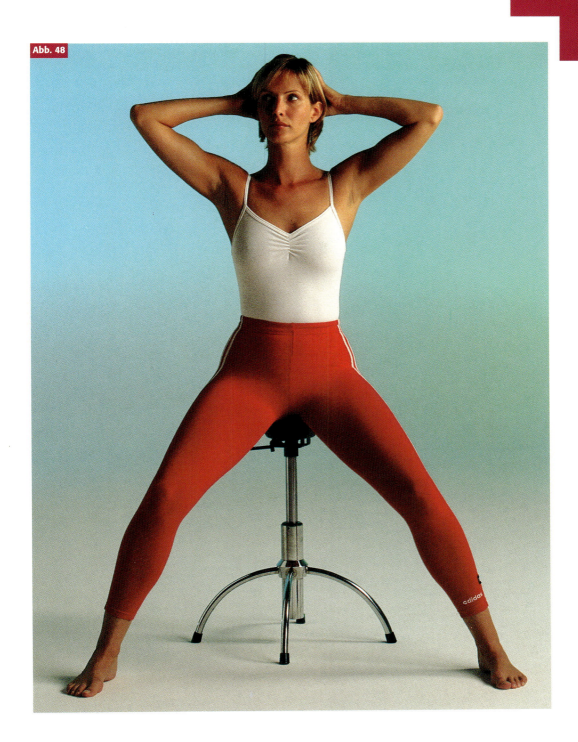
Abb. 48

Übungsprogramm 4

Sie benötigen ein Handtuch, das längs zusammengerollt wird.

1. Übung: Atmung, Haltung, Wahrnehmung

• Atemübung: Nehmen Sie das zusammengerollte Handtuch an den Enden in beide Hände. Sie führen es mit den Händen weit über den Kopf und ziehen es leicht auseinander; dabei atmen Sie durch die Nase ein (Abb. 49). Dann die Arme senken, das Handtuch über vorn nach unten führen und langsam durch den Mund ausatmen (Abb. 50). 4–6mal wiederholen.

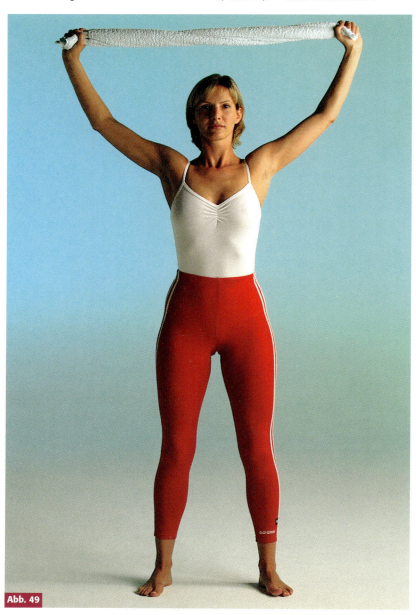

Abb. 49

- Haltungs- und Wahrnehmungsübung: Wieder das Handtuch nach oben führen und dort halten. Jetzt ziehen Sie die Schultern aber bewußt nach unten.
Nehmen Sie wahr, wie sich dabei die Muskeln zwischen den Schulterblättern anspannen, die Nackenmuskeln dagegen sich entspannen. In dieser Haltung gelöst weiteratmen, etwa 10 Sekunden lang.
Danach die Arme wie Antennen hochschieben, einatmen, die Schultern wieder nach unten ziehen, langsam ausatmen; gelöst weiteratmen. Zum Schluß die Arme locker senken.
Die Übung wird insgesamt 4–6mal ausgeführt.

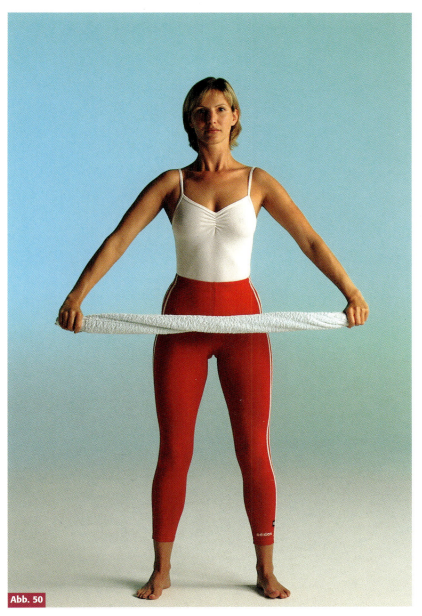

Abb. 50

2. Übung: Massage der Kleinen Nackenmuskeln

• Nehmen Sie das zusammengerollte Handtuch etwa schulterbreit, und lassen Sie die Enden einfach hängen. Dann ziehen Sie das Handtuch in kleinen, schnellen Bewegungen hinter ihrem Kopf hin und her, so daß der Bereich am Hinterhaupt, der meist sehr verspannt ist, massiert und gelockert wird (Abb. 51). Sie können das Handtuch auch auf und ab bewegen. Zwischendurch die Arme ausschütteln und lockern. Diese Übung können Sie so lange ausführen, wie Sie wollen – aber nehmen Sie sich danach genügend Zeit, dem angenehmen Gefühl im oberen Nackenbereich nachzuspüren.

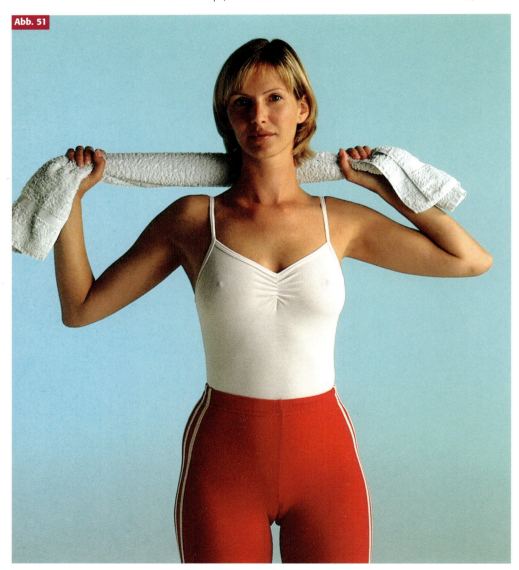

Abb. 51

3. Übung: Mobilisation und Lockerung der Kopfgelenke

Nachdem der Bereich der Kleinen Nackenmuskeln und der Kopfgelenke durch die Massage gut durchblutet ist, ist die folgende Übung vorteilhaft: Stellen Sie sich vor, Sie hätten an Ihrer Nasenspitze einen Bleistift befestigt, oder nehmen Sie einen Stift in den Mund. Mit diesem zeichnen Sie Figuren vor sich in die Luft (Abb. 52):

- kleine Kreise, im und gegen den Uhrzeigersinn
- waagerechte Linien
- senkrechte Linien
- Zickzacklinien
- diagonale Linien
- waagerechte Achterkreise
- senkrechte Achterkreise
- spiralförmige und schneckenhausähnliche Kreise
- viele aneinandergereihte Dachziegel (dabei wenden Sie das Gesicht sowohl nach rechts als auch nach links)
- Ihren eigenen Namen
- Bilder oder Gegenstände

Am besten schließen Sie bei dieser Übung die Augen. Richten Sie Ihre Konzentration ab und zu auf die obersten Wirbel oder die Kopfgelenke.

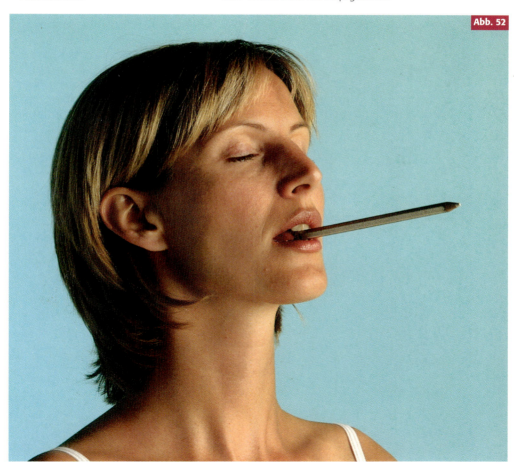

Abb. 52

4. Übung: Kräftigung

• Legen Sie beide Hände verschränkt in den Nacken. Nun drücken Sie die Halswirbelsäule kräftig in die Hände hinein. Das Kinn darf dabei nicht nach oben genommen werden, dafür wird der Nacken lang. Halten Sie die Anspannung 6–10 Sekunden, dann locker lassen. 4–6mal wiederholen.

• Noch wirkungsvoller wird diese Übung mit Anspannungs-Entspannungs-Dehnen: Den Hals wieder kräftig in die Hände hineindrücken und dadurch die Nackenmuskeln isometrisch anspannen. Die Anspannung 6–10 Sekunden halten, dann entspannen und sofort den Kopf vorbeugen; das Kinn dabei leicht anziehen. Zur Verstärkung der Dehnung eine Hand vorgleiten lassen, an den Hinterkopf legen und das Gewicht der Hand wirken lassen (Abb. 53). Die Dehnung etwa 30 Sekunden halten. Dann den Kopf langsam anheben und nachspüren. Die gesamte Übung wird 4–6mal wiederholt.

5. Übung: Entspannung und Lockerung des oberen Schulterbereichs

• Nehmen Sie nun noch einmal das zusammengerollte Handtuch, und legen Sie es über Ihre rechte Schulter, so daß das eine Ende vor und das andere hinter Ihrem Körper nach unten hängt. Nehmen Sie das vordere Ende in Ihre linke, das hintere in Ihre rechte Hand. Die Handtuchrolle abwechselnd vorn und hinten nach unten ziehen. Reiben Sie auf diese Weise Ihre Schulter ab, und spüren Sie danach entspannt nach. Ist die Schulter angenehm warm geworden? Dann wechseln Sie die Seite.

Diese ausgezeichnete Übung gegen Verspannungen im Nackenbereich kann auch ohne großen Aufwand immer mal wieder zwischendurch ausgeführt werden.

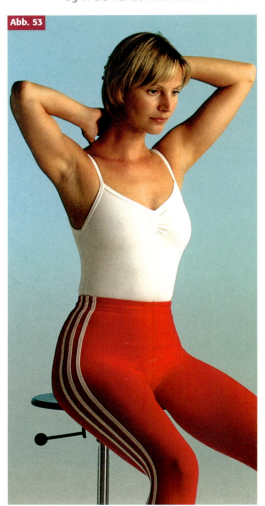

Abb. 53

Übungsprogramm 5

Sie benötigen einen kleinen Noppenball oder Igelball, den es in Sanitäts- und Sportgeschäften zu kaufen gibt.

1. Übung: Massage und Lockerung

Der Noppenball eignet sich zur Massage und Lockerung der Muskulatur, aber auch zur positiven Beeinflussung der Reflexzonen.

- Nehmen Sie den Igelball zwischen beide Hände, und rollen Sie ihn zwischen den Handflächen in alle Richtungen (Abb. 54). Greifen Sie danach den Ball abwechselnd mit der rechten und linken Hand, als ob Sie ihn kneten würden.
- Ein Noppenball eignet sich natürlich auch besonders für die Massage der Füße, die durch die Fußreflexzonen auf den ganzen Körper wirkt. Legen Sie deshalb den Ball abwechselnd unter den rechten und linken Fuß, und rollen Sie die gesamte Fußsohle darauf ab (Abb. 55). Üben Sie ruhig etwas Druck dabei aus.

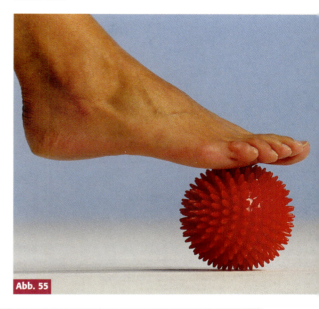

Abb. 55

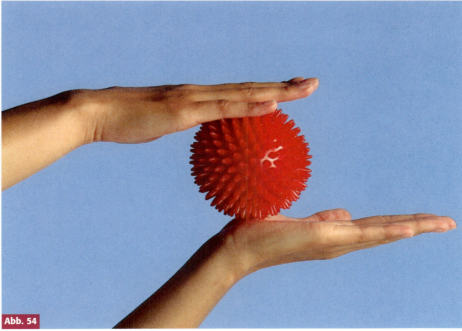

Abb. 54

- Nun sind die Schultern dran: Legen Sie den Ball mit der rechten Hand auf die linke Schulter, und rollen Sie ihn über die Schulter vor und zurück, hin und her. Dann auch die andere Schulter so massieren (Abb. 56).
- Nun neigen Sie Ihren Kopf nach vorn und halten ihn mit der linken Hand fest, mit der anderen Hand legen Sie den Noppenball in den Nacken und rollen den Ball rechts neben der Halswirbelsäule auf und ab (Abb. 57). Danach entsprechend auf der anderen Seite. Spüren Sie nach, wie frei Ihre Schultern und der Nackenbereich geworden sind.

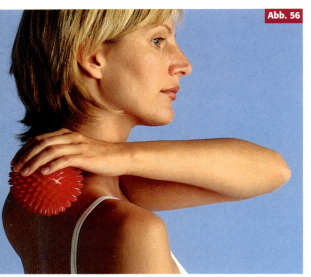

Abb. 56

2. Übung: Lösung des Hinterhauptrandes

Mit dem Noppenball kann man auch den empfindlichsten Teil des Nackens gut »bearbeiten«: den Hinterhauptrand, wo die Muskeln meist am stärksten verhärtet sind.
- Wie bei der letzten Übung liegt Ihre linke Hand auf dem vorgeneigten Kopf. Den Ball legen Sie jetzt dorthin, wo sich eine Kuhle am Hinterhauptrand befindet, also an die oberste Stelle der Halswirbelsäule bzw. in die Mitte des Hinterhauptrandes. Massieren Sie diese Stelle in kleinen, kreisenden Bewegungen. Üben Sie am Anfang weniger Druck aus, später steigern Sie ihn. Wechseln Sie zwischendurch die Hand.

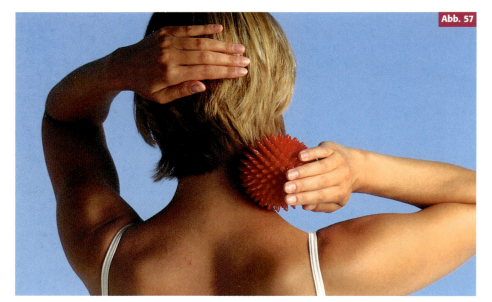

Abb. 57

Danach gelöst nachspüren. Wie fühlt sich die behandelte Stelle jetzt an?

3. Übung: Mobilisierung des obersten Wirbelsäulengelenks

Das oberste Atlas-Axis-Gelenk ist häufig eingezwängt und blockiert. Abhilfe schafft die folgende Übung:
• Legen Sie die Zeigefinger rechts und links an den Hinterhauptrand, jeweils zwischen Wirbelsäule und Ohr.
Dann konzentrieren Sie sich auf den Zahnfortsatz des Axis (vielleicht schauen Sie sich noch einmal das anatomische Bild dazu an, siehe S. 11). Führen Sie mit dem Kopf ganz kleine, kontrollierte Kreise aus, während Sie sich vorstellen, wie Sie mit dem Kopf um diesen »Zahn« kreisen. Sie spüren auch den Druck der Finger am Hinterhauptrand. Nach einer Weile lösen Sie die Finger, halten den Kopf gelöst aufrecht und spüren nach. Wie fühlt sich der Bereich des sonst verkrampften Hinterhauptrandes jetzt an?

> **Wichtig bei dieser Übung ist, wirklich nur ganz kleine, minimale Kreise auszuführen.**

4. Übung: Massage des gesamten Hinterhauptrandes

Sie nehmen die gleiche Kopf- und Handstellung ein wie in Übung 2. Jedoch massieren Sie mit dem Igelball jetzt den gesamten Hinterhauptrand:
• Den Ball mit der Hand von einem Ohr zum anderen hin und her rollen.
• Den Ball in ganz kleinen Auf-und-ab-Bewegungen am Hinterhauptrand entlang vom rechten Ohr zum linken und zurück führen.

5. Übung: Kräftigung

• Legen Sie die rechte Hand seitlich an den Hals. Dann drücken Sie den Hals gegen die Hand, ohne daß ein Bewegungsausschlag erfolgt (Abb. 58). Die seitlichen Halsmuskeln 6–10 Sekunden angespannt lassen, dann locker lassen. Danach die andere Seite; jede Seite etwa viermal.

6. Übung: Atmung und Haltung

• Recken Sie den Scheitel des Kopfes nach oben in Richtung Decke, die Schultern ziehen dabei nach unten. Atmen Sie währenddessen ein. Dann etwas locker lassen (nicht einsacken), den Kopf senken und das Kinn zum Brustbein hin bewegen; dabei ausatmen. Ziehen Sie aber nicht die Schultern mit vor: Der Rücken bleibt gerade, die Schultern bleiben unten.

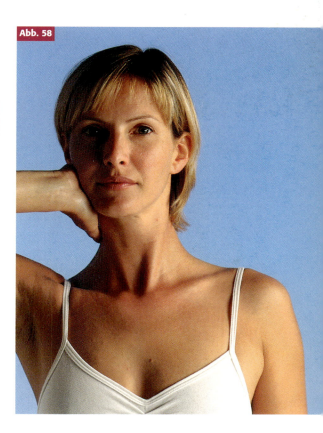

Abb. 58

Übungsprogramm 6

Sie benötigen im Verlauf des Übungsprogramms ein Handtuch. Die Ausgangsstellung kann Stehen oder Sitzen sein.

1. Übung: Dehnung
- Achten Sie auf eine gerade, aufrechte Haltung, und neigen Sie den Kopf so weit wie möglich auf die rechte Seite, so daß sich das rechte Ohr der rechten Schulter nähert; der Blick ist geradeaus gerichtet.

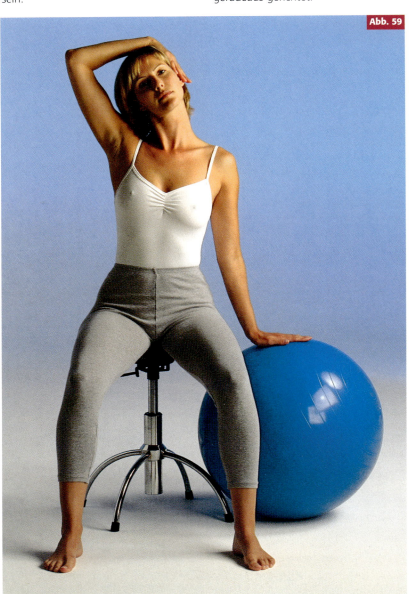

Abb. 59

Sie spüren eine deutliche Dehnung in der linken Nackenseite. Die Dehnung 10–30 Sekunden halten, dann locker lassen.

• Wenn Sie die Dehnung noch verstärken wollen, legen Sie die rechte Hand über den Kopf an das linke Ohr. Zerren Sie aber den Kopf nicht nach unten, sondern lassen Sie nur das Gewicht der Hand auf der Kopfseite wirken. Zusätzlich die linke Hand mit der Handfläche nach unten zum Boden hin drücken, so als ob Sie einen großen Ball zusammendrücken wollten (Abb. 59). Die Dehnung 10–30 Sekunden halten, dann gelöst zurücksitzen und der Übung nachspüren. Wie fühlt sich die gedehnte Seite, wie die andere an? Danach Seitenwechsel; jede Seite 2–4mal.

• Die gleiche Übung als Anspannungs-Entspannungs-Dehnen: Sie nehmen die gleiche Kopf-, Arm- und Handstellung wie oben ein. Dann zuerst den Kopf gegen die auf der linken Kopfseite liegende rechte Hand drücken, etwa 6 Sekunden lang, dann die Spannung loslassen, ohne daß der Kopf sich zurückbewegt. Danach den Kopf sanft seitlich hinunter in die Dehnung ziehen und die Dehnung wie oben aushalten.

2. Übung: Atmung

• Stellen Sie sich vor einen Hocker oder Stuhl, und setzen Sie den rechten Fuß auf die Stuhlfläche. Dann nehmen Sie das zusammengerollte Handtuch in beide Hände und führen es zuerst nach oben (Abb. 60), dann zur linken Seite.
Der Oberkörper wird dabei ebenfalls zur linken Seite gebeugt. Auch der Kopf geht mit, so daß sich das linke Ohr der linken Schulter nähert. Einatmen und wahrnehmen, wie der Atemstrom zur Dehnung hin fließt.

Dann zurück in die Ausgangsstellung kommen, das Handtuch locker auf dem Oberschenkel ablegen und langsam ausatmen (Abb. 61). Schultern, Muskeln und Gelenke sind jetzt ganz gelöst. Viermal ausführen, dann auf die andere Seite wechseln.

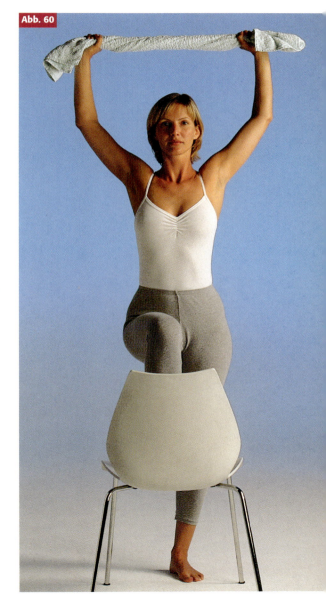

Abb. 60

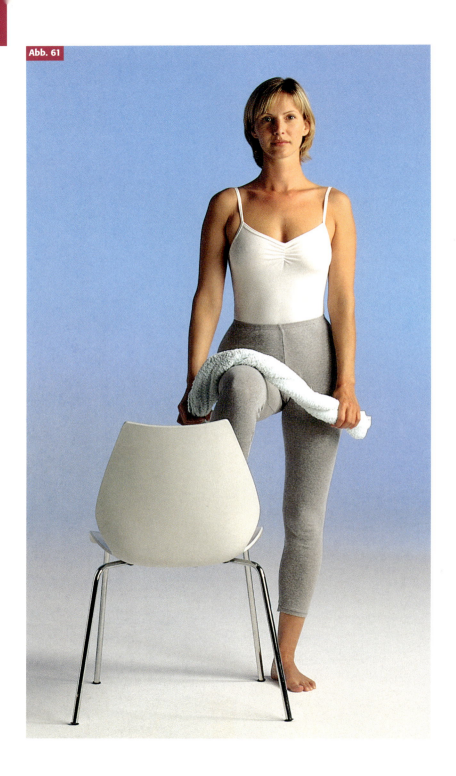
Abb. 61

3. Übung: Dehnung der Brustmuskulatur

Ist die Brustmuskulatur verkürzt, bewirkt sie eine zu starke Brustwirbelsäulenkrümmung nach hinten, wodurch die Krümmung der Halswirbelsäule nach vorn verstärkt wird. Deshalb sollte die Brustmuskulatur regelmäßig gedehnt werden.

• Ausgangsstellung wiederum vor einem Stuhl. Das rechte Bein aufstellen. Das zusammengerollte Handtuch fassen, spannen und nach oben über den Kopf führen; dann die Ellenbogen beugen und das Handtuch nach unten bis hinter den Kopf führen (Abb. 62). Während Bauch- und Beckenbodenmuskeln angespannt sind, um das Becken zu stabilisieren, das Handtuch nach hinten vom Körper wegdrücken. Die Schultern dabei nicht hochziehen!

Diese Dehnung etwa 30 Sekunden halten und währenddessen gelöst weiteratmen, dann entspannen. Vier Wiederholungen.

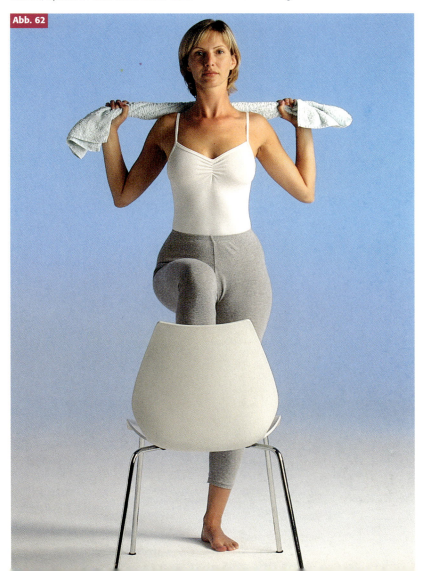

Abb. 62

4. Übung:
Kräftigung und Mobilisation

• Kräftigung: Legen Sie ein zusammengerolltes Handtuch an die Hinterseite Ihres Kopfes (eher an die untere Hälfte, leicht über dem Haaransatz). Die Handtuchenden halten Sie vorn fest. Drücken Sie den Hinterkopf nach hinten gegen das Handtuch, und halten Sie die Spannung 6–10 Sekunden an (Abb. 63). Kurz locker lassen, jedoch die Arm- und Handtuchhaltung beibehalten. Dann drücken Sie den Kopf 6–10 Sekunden gegen das Handtuch nach rechts, wieder entspannen, dann nach links. Danach entspannen und auch die Arme und Hände gut ausschütteln. Falls Sie sich in den Armen

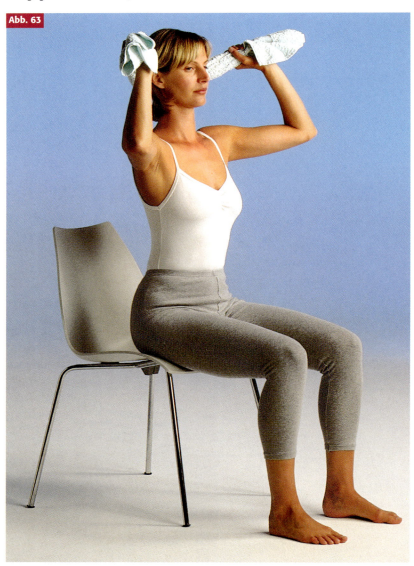

Abb. 63

oder Schultern zu sehr verspannen, nehmen Sie die Arme in jeder Entspannungsphase kurz herunter.
• Mobilisation: Bei gleicher Handtuchhaltung ziehen Sie jetzt mit der rechten Hand das rechte Handtuchende etwas nach vorn und lassen den Kopf dabei wie von selbst nach links wandern (Abb. 64).

Drücken Sie das Kinn gleichzeitig leicht nach hinten, wodurch der Nacken gedehnt wird und die Kopfgelenke gelöster sind. Verbleiben Sie in der Endstellung 10–30 Sekunden, bevor Sie den Kopf langsam zurückdrehen, entspannen und nachspüren; danach zur anderen Seite (Abb. 65). 3–4mal pro Seite ausführen.

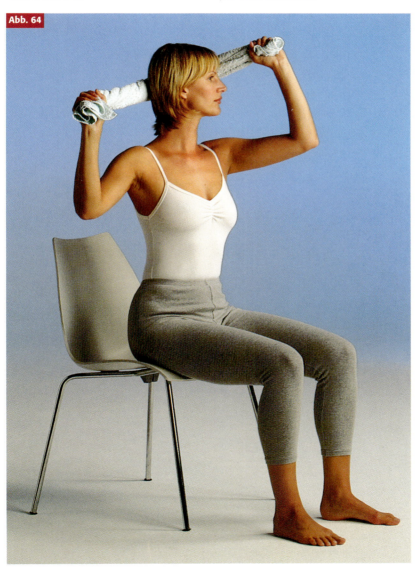

Abb. 64

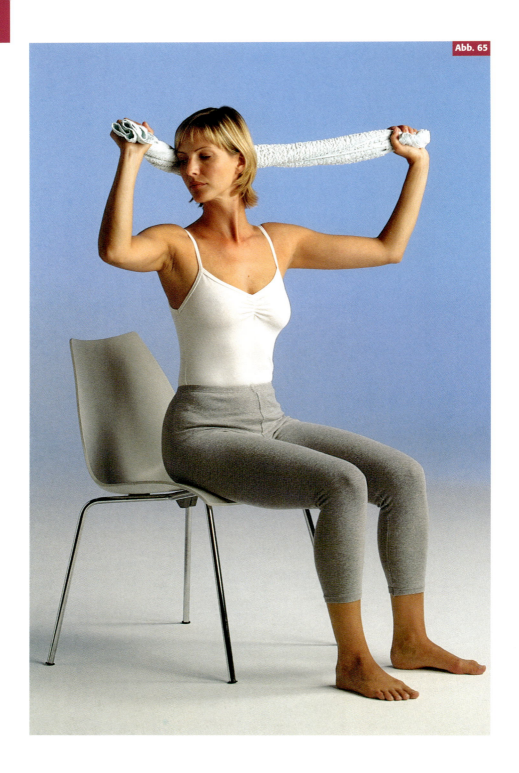
Abb. 65

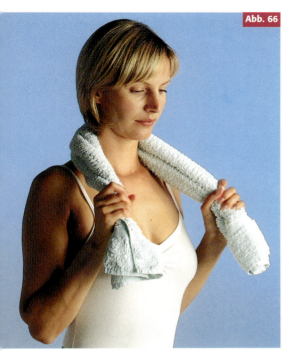

Abb. 66

5. Übung: Mobilisation, kombiniert mit Kräftigung

• Legen Sie das Handtuch in den Nacken, und halten Sie die Enden vorn fest. Den Kopf zuerst nach vorn senken und das Kinn etwas zum Brustbein hin anziehen; der Blick folgt der Bewegung (Abb. 66).
Dann den Kopf nach rechts drehen (wobei die Halswirbelsäule aber gebeugt bleibt) und aus den Augenwinkeln zur Decke hochschauen (Abb. 67). In der Endposition die Halswirbelsäule 6–10 Sekunden gegen das rechte Handtuchteil spannen, dann lösen und den Kopf langsam zurückdrehen.
Die Seite wechseln (Abb. 68); jeweils viermal.

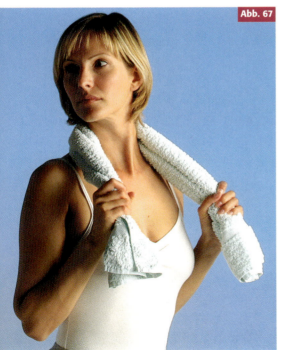

Abb. 67

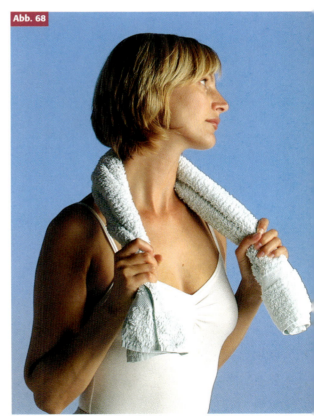

Abb. 68

Übungsprogramm 7

Sie benötigen einen Tennisball sowie einen Stuhl mit Lehne. Als Ausgangsstellungen kommen Stand, Vierfüßlerstand, Unterarmstütz und Rückenlage zum Einsatz.

Lockern Sie wie immer zu Anfang Ihre Arme und Schultern aus. Während Sie das tun, bewegen Sie sich einfach mit den Füßen auf und ab federnd durch das Zimmer, am besten mit Musik. Bleiben Sie vor einem Stuhl mit hoher Lehne stehen, und legen Sie Ihre Hände auf die Stuhllehne.

1. Übung: Dehnung und Mobilisation

• Die Hände auf eine Stuhllehne legen und den Oberkörper vorbeugen, so daß der Rücken gerade ist und mit den Armen eine Linie bildet. Die Knie sind im Kniegelenk leicht gebeugt.
Der Kopf befindet sich zwischen den Armen, wobei die Stirn nach unten zeigt und auch der Blick nach unten gerichtet ist (Abb. 69).
Spüren Sie zunächst die Dehnung im Schulter-, Brust- und wahrscheinlich auch im Oberschenkelbereich. Nun ziehen Sie das Kinn zur rechten Achsel hin an und schauen auch dorthin.

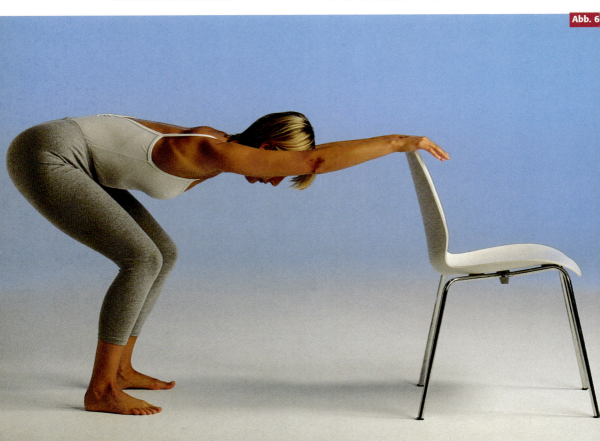

Abb. 69

10 Sekunden in dieser Stellung bleiben und den Atem gelöst kommen und gehen lassen. Dann den Kopf nach vorn in die Ausgangsstellung drehen und kurz entspannen. Den Kopf nach links drehen und aus den Augenwinkeln nach oben zur Decke schauen (Abb. 70). Den Kopf dabei aber nicht in den Nacken nehmen; er bleibt zwischen den Armen. Nach 10 Sekunden zurückdrehen und die Seite wechseln (Abb. 71), jeweils 2–4mal.

• Beide oben beschriebenen Bewegungen verbinden, ohne zwischendurch in die Ausgangsstellung zurückzukommen. Also zuerst das Kinn zur Achsel hin bewegen, dann den Kopf zur – gegengleichen – Seite drehen.

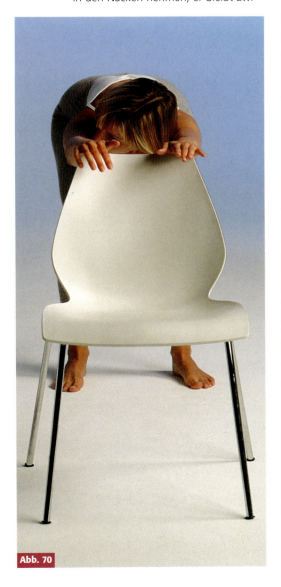

Abb. 70

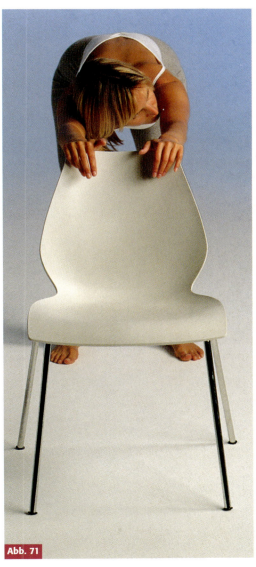

Abb. 71

2. Übung: Kräftigung

- Wiederholen Sie die oben beschriebene Übung im Vierfüßlerstand, also auf Händen und Knien (Abb. 72). Anschließend begeben Sie sich noch etwas tiefer in den Unterarmstütz und führen sie auch dort aus.
- Auf Knien und Unterarmen aufstützen und die Stirn in beide angehobenen Hände legen, so daß Rücken und Nacken eine Linie bilden (Abb. 73). Zuerst die Entlastung und Entspannung im Schulter- und Nackenbereich sowie in der Halswirbelsäule bewußt wahrnehmen. Nach der entspannten Wahrnehmung folgt die Kräftigung: Drücken Sie die Stirn fest in die Hände, und halten Sie die Spannung 6–10 Sekunden, dann entspannen Sie. 4–6mal wiederholen.

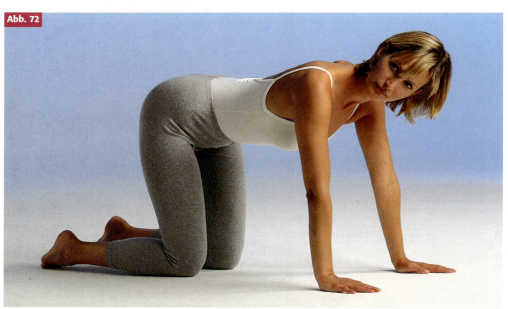

Abb. 72

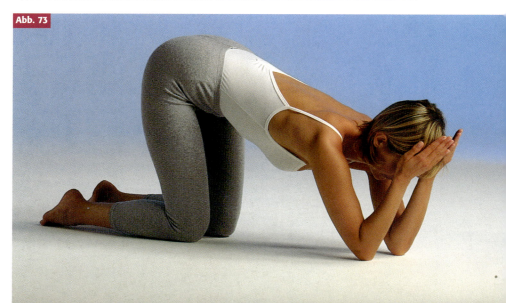

Abb. 73

3. Übung: Mobilisation und Wahrnehmung

• Nehmen Sie wieder den Unterarmstütz ein, wobei die Unterarme etwa schulterbreit auf dem Boden liegen. Die Oberarme stehen senkrecht unter dem Schultergelenk.
Legen Sie einen Tennisball unter Ihre Stirn, und lassen Sie dann die Stirn darauf ruhen (Abb. 74). Sie können sich für diese Ruheübung soviel Zeit nehmen, wie Sie wollen.

• Jetzt rollen Sie die Stirn über den Ball, wobei das Kinn zum Brustbein hin bewegt wird; der Nacken streckt sich (Abb. 75). Dann rollen Sie wieder zurück. Einige Male hin und her rollen. Es handelt sich nur um eine kleine Bewegung, die vor allem im oberen Kopfgelenk stattfindet und dieses löst. Konzentrieren Sie sich bei der Bewegungsausführung auf jene Stelle.
Wenn Sie ein paarmal Stirn und Stirnbein über den Ball vor und zurück gerollt haben, legen Sie den Ball zur Seite und lassen Ihre Stirn in Ihren Händen auf dem Boden ruhen. Der Entspannung nachspüren, so lange Sie wollen.

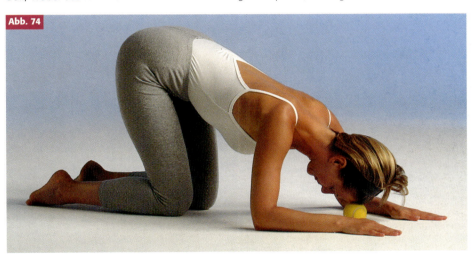

Abb. 74

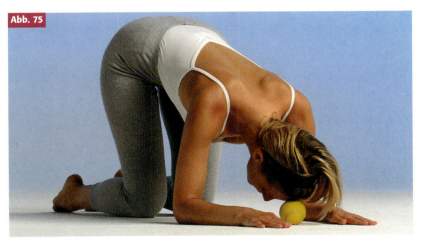

Abb. 75

4. Übung: Atem- und Entspannungsübung

Diese Übung wird Ihnen besonders guttun, außer wenn die Verspannungen im Nackenbereich besonders stark sind. Verbleiben Sie in der beschriebenen Übungshaltung deshalb nur so lange, wie es Ihnen angenehm ist. Mit der Zeit werden Sie sie sicher immer länger aushalten können.

- In der Rückenlage beide Beine aufstellen oder die Unterschenkel auf einen Hocker oder anderen Sitzplatz auflegen. Schieben Sie den Tennisball unter Ihren Hinterkopf, und zwar dorthin, wo sich zwischen beiden Ohren oder etwas höher die Kuhle befindet. Die Nasenspitze sollte dabei zur Decke oder etwas nach vorn zeigen; auf keinen Fall darf sie nach hinten zeigen, d. h. der Kopf überstreckt werden. Legen Sie die Hände locker auf den Bauch oder neben sich auf den Boden (Abb. 76).

Geben Sie das Gewicht ihres Kopfes an den Ball ab, und konzentrieren Sie sich auf Ihren Atem. Atmen Sie zum Bauch hin durch die Nase ein, und stellen Sie sich vor, wie der Atemstrom an Ihrer Wirbelsäule entlang nach oben bis zum Hinterkopf – dorthin, wo der Ball liegt – fließt. Danach die Luft langsam und gelöst durch den Mund ausströmen lassen und sich vorstellen, daß diese vom Hinterkopf durch den Ball in den Boden hinein abgegeben wird – und mit ihr alle Anspannung.

- Führen Sie die Übung wie vorher aus. Wenn Sie sich vorstellen, wie der Atem hoch bis zum Hinterkopf fließt, schieben Sie zusätzlich Ihren Scheitel in die Weite, also nach hinten. Dabei bewegt sich der Kopf ein wenig über den Ball, der Nacken streckt sich noch mehr. Beim Ausatmen den Kopf gelöst zurückgleiten lassen. Den Ball ab und zu zurechtrücken.

Eine wirkungsvolle Atemübung, die zugleich Ihre Kopf- und Nackenmuskeln entspannt. Hören Sie auf, wenn es Ihnen unangenehm wird. Falls Sie Schwierigkeiten haben, sich den Atemstrom vorzustellen oder sich dem oben beschriebenen Atemrhythmus hinzugeben, sollten Sie sich vermehrt mit dem Atem und Atemübungen beschäftigen. Der Atem kann äußerst positiv auf Verspannungen und Schmerzen wirken. Er unterstützt, wenn man ihn bewußt beachtet, physisch und psychisch die Entspannung, aber auch das Energiepensum, die Vitalität und Konzentrationsfähigkeit.

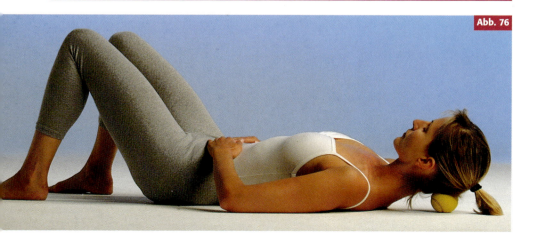

Abb. 76

Übungsprogramm 8

Es werden ein kleiner Noppenball und ein Handtuch verwendet. Ausgangsstellungen sind Stand, Sitz und Rückenlage.

1. Übung: Anregung der Durchblutung, Massage

- Raufen Sie sich zunächst die Haare, indem Sie sich mit allen Fingern in die Haare fahren und diese dann etwas von sich wegziehen, über den ganzen Kopf hinweg (Abb. 77, 78).

Das regt die Durchblutung im Kopfbereich an und macht einen klaren Kopf. Für zwischendurch eignet sich diese Übung bestens.

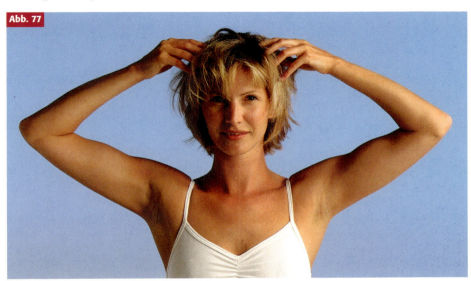

Abb. 77

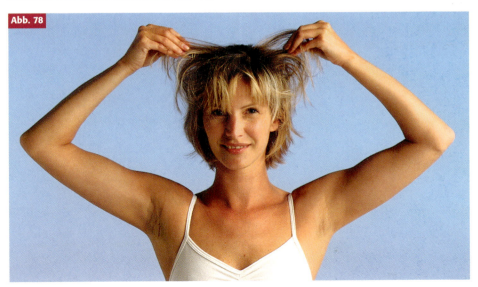

Abb. 78

- Eine andere durchblutungsfördernde und für die Kopfmuskeln entspannende Übung kann mit dem Noppenball ausgeführt werden: Rollen Sie den Ball über Ihren ganzen Kopf: am Hinterkopf hin und her, über den Vorderkopf und auch seitlich an den Ohren vorbei (Abb. 79, 80). Nehmen Sie sich danach Zeit zum Nachspüren. Fühlt sich die Kopfhaut stärker durchblutet an?

- Jetzt legen Sie den Noppenball an Ihren Hinterhauptrand, in die Kuhle in der Mitte. Legen Sie beide Hände übereinander auf den Ball, und üben Sie Druck auf ihn aus. Die Ellenbogen zeigen dabei nach außen. Achten Sie darauf, daß Sie im Schulterbereich locker und entspannt bleiben. Die Spannung 6–10 Sekunden halten, dann entspannen. 4–6mal wiederholen.

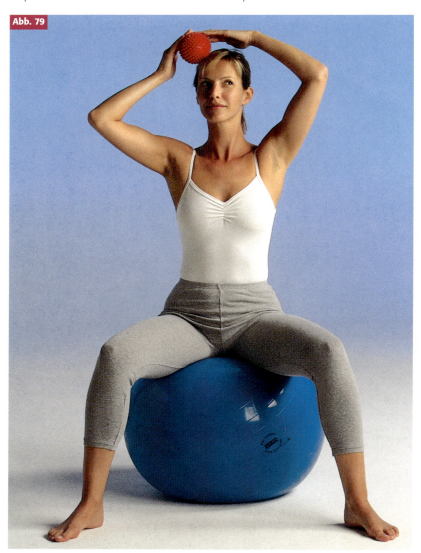

Abb. 79

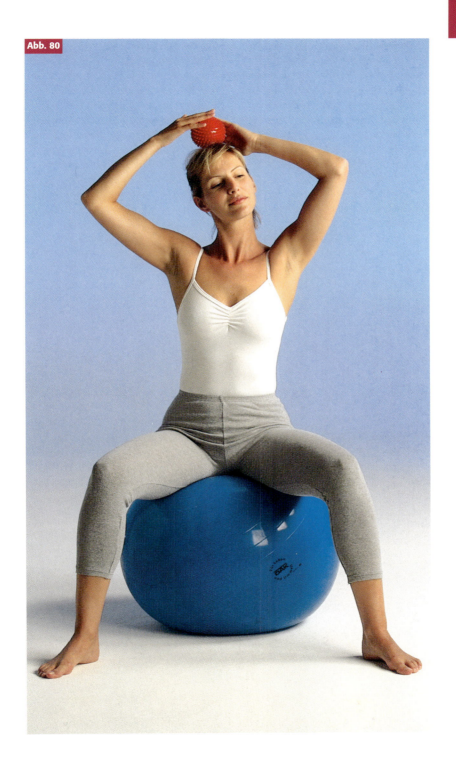

Abb. 80

2. Übung: Kräftigung

• Legen Sie ein normales Handtuch zweimal zusammen, so daß es ungefähr die Maße 40 auf 20 Zentimeter hat. Dann von der breiten Seite her zusammenrollen, wodurch es eine Rolle ergibt, die in die Halswirbelsäulenkrümmung hineinpaßt, wenn man sich vor eine Wand stellt. Stellen Sie sich mit leicht gebeugten Knien mit dem Rücken an eine Wand (oder setzen Sie sich auf einen vor der Wand stehenden Hocker), und legen Sie die Handtuchrolle zwischen Halswirbelsäule und Wand.
Zuerst das Kreuz gegen die Wand drücken, dann die Halswirbel gegen die Handtuchrolle. Wenn Sie ein Gefühl dafür entwickelt haben, stellen Sie sich vor, den Hinterkopf hochschieben zu wollen und den Nacken lang zu machen. Die Anspannung 6–10 Sekunden halten, dann lockern, aber den Kopf aufgerichtet lassen. 4–6mal wiederholen.

• Nach einer Entspannungspause sollten auch die seitlichen Halsmuskeln gekräftigt werden: Legen Sie die rechte Hand seitlich an den Kopf, und drücken Sie den Kopf dagegen, ohne daß er sich bewegt (Abb. 81).
Die Spannung 6–10 Sekunden halten, dann locker lassen. Wiederholen, dann Seite wechseln.

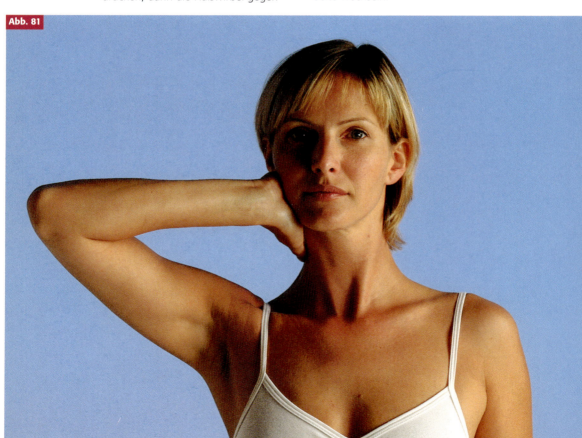

Abb. 81

3. Übung: Mobilisation und Lockerung

- Stellen Sie sich wie vorher vor eine Wand, und legen Sie den Noppenball in die Mitte des Hinterhauptrandes, wo sich die Kuhle befindet. Drücken Sie zuerst den Kopf etwas dagegen, dann drehen Sie ihn langsam und mit geringem Bewegungsausschlag über den Ball nach rechts und links.

Achten Sie darauf, daß das Kinn nicht nach oben geht, sondern eher leicht angezogen ist.

Machen Sie die Übung so lange Sie wollen und so lange sie Ihnen guttut. Falls Sie die Noppen als unangenehm empfinden, können Sie anfangs auch ein Tuch über den Ball legen.

4. Übung: Kräftigung

- Rollen Sie ein Handtuch wie in Übung 2 zusammen. Stellen Sie sich in einen Türrahmen, und zwar seitlich an den rechten Türpfosten. Die Schulter soll dabei noch vor dem Türpfosten sein; sie berührt auch die Wand davor. Legen Sie das zusammengerollte Handtuch zwischen die rechte Kopfseite und den Türpfosten, und drücken Sie den Kopf 6–10 Sekunden dagegen. Vorteil dieser Übung: Sie können den Kopf gegen den Widerstand drücken, ohne dabei einen Arm hochnehmen zu müssen.

Die Schultern können entspannt herunterhängen. 4–6mal pro Seite, dann die linke Kopfseite gegen den linken Türpfosten drücken.

5. Übung: Entspannung der tiefen Nackenmuskeln

- Legen Sie sich bequem auf eine Iso-Matte oder eine Decke auf den Boden. Die Beine aufstellen oder die Unterschenkel auf einen Stuhl legen, so daß das Kreuz gut aufliegt. Dann den Noppenball unter den Kopf legen, wiederum in die Kuhle in der Mitte des Hinterhauptrandes oder etwas weiter oben. Suchen Sie sich eine bequeme Stellung.

Wenn Ihnen diese Übung zu unangenehm wird, brechen Sie sie ab, indem Sie den Ball vorziehen und den Kopf auf dem Boden ruhen lassen.

- Rollen Sie den Kopf in derselben Stellung ein wenig nach rechts und links über den Ball, und spüren Sie die Massage am Hinterkopf.

Den Kopf noch kurz auf dem Ball liegen lassen; dann den Ball vorziehen, den Hinterkopf auf den Boden auflegen und der Übung nachspüren. Wie fühlt sich der Hinterkopfbereich jetzt an? Spüren Sie das Kribbeln und die vermehrte Durchblutung?

- Wie vorher, aber den Kopf jetzt vom Scheitel her nach hinten strecken. Sie rollen dabei ein wenig nach hinten über den Ball.

Nach 6–10 Sekunden wieder nachgeben und den Kopf einfach auf dem Ball ruhen lassen. Wiederholen, sooft es Ihnen guttut – am Anfang nicht übertreiben.

Danach den Ball vorziehen, den Kopf auf dem Boden liegen lassen und nachspüren.

> **Legen Sie den Ball doch auch einmal unter das Kreuzbein, und geben Sie Ihr ganzes Gewicht über den Ball an den Boden ab. Das entspannt im Becken-Kreuz-Bereich, was Sie besonders dann spüren, wenn Sie den Ball nach einer Weile vorziehen und sich auf das nun auf dem Boden aufliegende Kreuzbein konzentrieren.**

Übungsprogramm 9

Sie benötigen ein Thera-Band (Gummiband aus Latex), das es in verschiedenen Stärken und Farben in Sportgeschäften gibt. Es eignet sich besonders für Kräftigungs-, aber auch für Dehnungsübungen. Ausgangsstellungen sind Sitzen oder Stehen und der Unterarmstütz.

1. Übung: Lockerung, Atmung, Dehnung
• Im Gehen, Stehen oder Sitzen das Thera-Band etwa schulterbreit fassen und in alle möglichen Richtungen schwingen, sowohl vor als auch neben dem Körper (Abb. 82, 83).

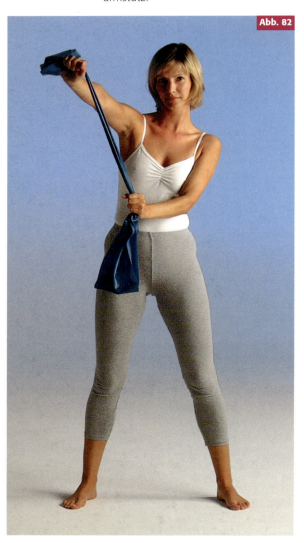

Abb. 82

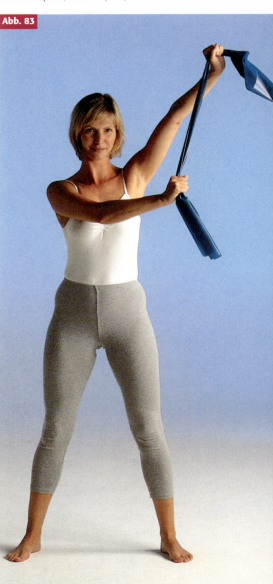

Abb. 83

- Beide Arme mit dem gespannten Thera-Band nach oben nehmen und weit über dem Kopf leicht auseinanderziehen, dabei einatmen (Abb. 84). Beim Nach-unten-Führen langsam und gelöst ausatmen (Abb. 85). 2–4mal wiederholen.

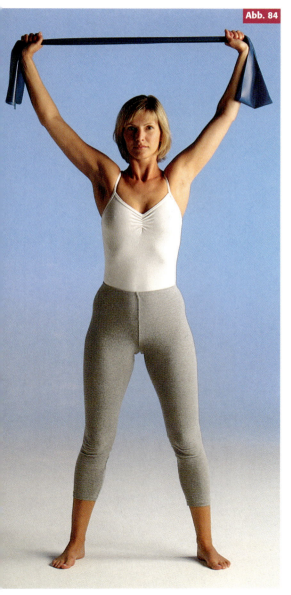

Abb. 84

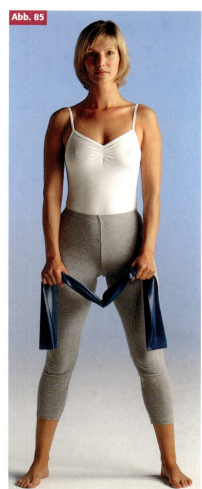

Abb. 85

- Anschließend legen Sie das Thera-Band über Ihre rechte Schulter und fassen es vorn mit der rechten und hinten mit der linken Hand etwa in Brusthöhe (Abb. 86).
Spannen Sie es nun an, indem Sie beide Teile nach unten ziehen, und lassen Sie die Schulter bewußt mit nach unten gehen. Jetzt zuerst den Kopf vom Scheitel her nach oben recken und dann zur rechten Seite legen, so daß sich das rechte Ohr der rechten Schulter nähert (Abb. 87).

Etwa 30 Sekunden in der Dehnung verharren, dann die Spannung lösen, den Kopf aufrichten und nachspüren. Seitenwechsel; jede Seite viermal.

• Eine noch intensivere Wirkung hat die Übung, wenn Sie den Kopf nicht zur gleichen, sondern zur gegenüberliegenden Seite ziehen.

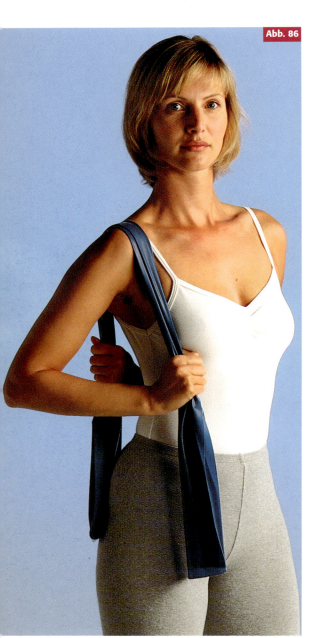

Abb. 86

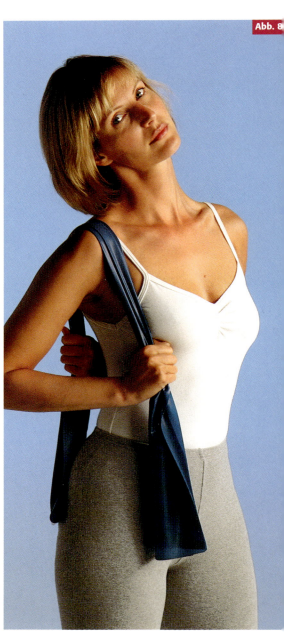

Abb. 87

2. Übung: Kräftigung

• Legen Sie das Thera-Band verkürzt in den Nacken (wenn Ihnen das Material unangenehm ist, legen Sie ein Tuch zwischen Nacken und Latexband – das schont auch das Band, das nicht feucht werden sollte).
Den Nacken 6–10 Sekunden gegen das Band drücken, dann entspannen (Abb. 88). 4–6mal wiederholen.

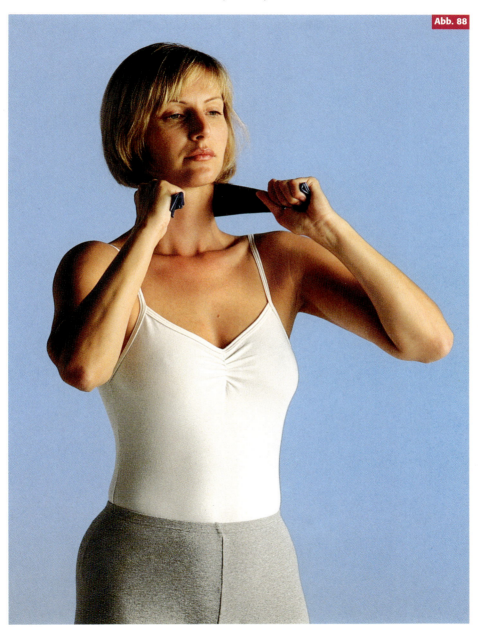

Abb. 88

3. Übung: Dehnung, Lockerung, Mobilisation

• Legen Sie das Thera-Band auf den Hinterkopf (evtl. wieder ein Tuch zwischen Kopf und Band legen), und halten Sie es vorn fest. Den Kopf vorbeugen. Jetzt drehen Sie den Kopf gegen den Widerstand des Bandes nach rechts und schauen zu Ihrer rechten Schulter (Abb. 89). In der Endstellung 6–10 Sekunden verharren und gelöst weiteratmen.

Dann den Kopf zurückdrehen und aufrichten. Eine Weile nachspüren und zur anderen Seite wechseln (Abb. 90); jede Seite viermal.

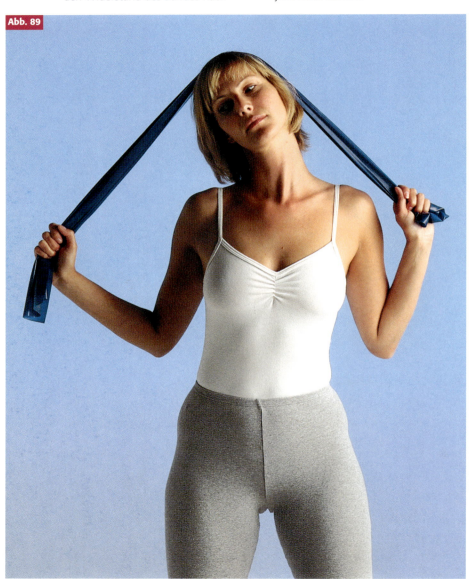

Abb. 89

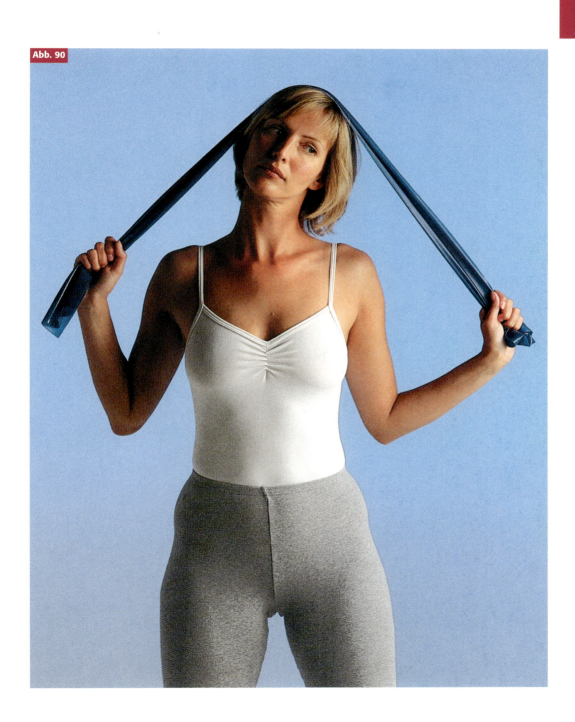
Abb. 90

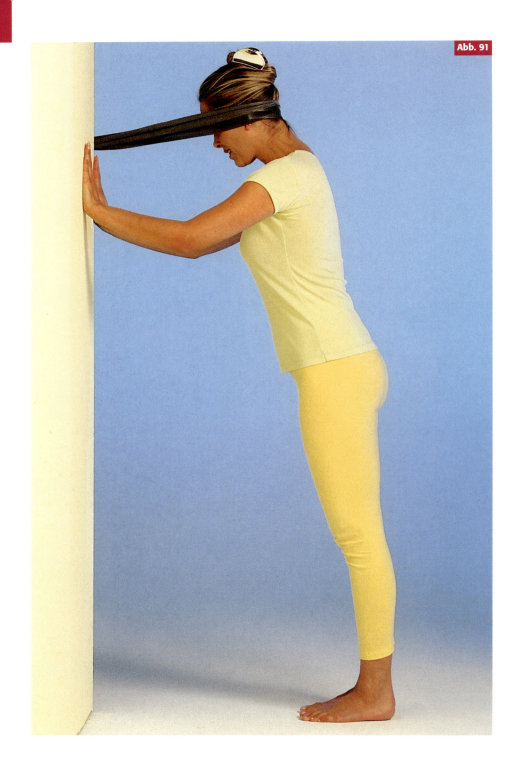
Abb. 91

4. Übung: Kräftigung

- Stellen Sie sich einen Schritt von einer Wand entfernt auf, und nehmen Sie das Thera-Band etwas mehr als schulterbreit in beide Hände. Legen Sie das Band um Ihren Hinterkopf, kommen Sie mit Ihrem Oberkörper in einer leichten Schräglage nach vorn, und stützen Sie sich mit beiden Händen (in denen Sie das Band festhalten) an der Wand ab. Ihr gesamter Körper bildet dabei eine Linie, die Ellenbogen sind gebeugt. Sie können das Band auch mit Hilfe einer Tür befestigen (Abb. 91). Spannen Sie nun zuerst bewußt die Bauch- und Gesäßmuskeln an, so daß Ihr Becken stabilisiert ist und kein unphysiologisches Hohlkreuz entsteht. Dann den Kopf gegen den Widerstand des Bandes nach hinten drücken, wobei sich die Ellenbogen etwas strecken. Den Kopf aber nicht nach hinten abknicken! Halten Sie die Anspannung 6–10 Sekunden lang, und geben Sie dann wieder nach. Wiederholen Sie die Übung 4–6mal.

Danach gut entspannen und die aufrechte, leichtere Kopfhaltung bewußt wahrnehmen. Vielleicht haben Sie jetzt das Gefühl, daß Sie den Kopf nun leichter tragen und balancieren können.

- Mit dem Kopf ganz kleine, minimale Nickbewegungen ausführen.

5. Übung: Dehnung und Haltung

- Setzen Sie sich auf den Boden, und ziehen Sie die Beine nah an den Körper heran (Hocksitz). Legen Sie das zusammengeknotete Thera-Band unter die Knie, und ziehen Sie die Schlinge nach oben über Ihren Kopf.

Wenn Ihnen das angenehmer ist, können Sie noch ein zusammengelegtes Handtuch zwischen Band und Kopf legen. Nehmen Sie die Hände gelöst an die Unterschenkel, und achten Sie auf einen geraden Rücken. Recken Sie nun den Kopf nach oben, gegen das gespannte und Widerstand bietende Gummiband. Achten Sie darauf, daß die Schultern unten bleiben und eher noch weiter nach unten gezogen werden. Die Spannung 10 Sekunden oder länger halten, aber nur so lange, wie es Ihnen angenehm ist. Wenn Sie ein unangenehmes Ziehen verspüren, sofort aufhören.

Danach das Band vom Kopf nehmen und gelöst nachspüren. 2–4mal wiederholen.

- Sie nehmen dieselbe Übungshaltung ein, jedoch senken Sie jetzt den Kopf und lassen das gespannte Band auf den Hinterkopf wirken. Sie spüren die Dehnung im Nackenbereich. 10–30 Sekunden aushalten, aber aufhören, wenn es unangenehm wird. Danach gelöst nachspüren.

6. Übung: Entspannung

- Legen Sie sich auf den Boden, wobei Sie das zusammengelegte Handtuch unter Ihren Kopf legen können. Die Beine entweder aufstellen oder die Unterschenkel auf einen Hocker legen. Atmen Sie nun ganz gelöst ein und aus, und spüren Sie Ihren Atem. Können Sie ihn im Bauchraum wahrnehmen?

Nach einer Weile atmen Sie bewußt zum Nacken hin ein und aus. Können Sie wahrnehmen, wie der Nacken beim Einatmen sich eher etwas dehnt und beim Ausatmen sich entspannt? Spüren Sie dem Atem ganz ruhig, entspannt und gelöst nach.

Entspannen Sie sich mehr und mehr, und lassen Sie die gesamten Nackenmuskeln zur Ruhe kommen.

Vergessen Sie auch nicht, Ihre Gesichtsmuskeln ganz gelöst sein zu lassen, so daß der ganze Kopfbereich zur Ruhe kommt.

Steifer Nacken nach dem Schlaf?

Häufig hört man von Patienten oder Bekannten den Satz: »Ich bin mit einem steifen Nacken aufgewacht.« Meistens bleibt es dann nicht nur bei den unangenehmen Nackenschmerzen, sondern der Schmerz zieht vom Hinterkopf nach oben, oft bis zu den Augen. Kopfschmerzen resultieren häufig von verspannten Schulter- und Nackenmuskeln.

Diese können durch falsche Haltungsgewohnheiten, etwa am Computer oder an der Ladenkasse, aber auch durch seelische bzw. körperliche Dauer- oder Überlastungen verursacht sein. Macht sich der Schmerz vor allem nach dem Aufstehen bemerkbar, kann Zugluft oder eine Verkühlung (kalte Muskeln ziehen sich zusammen und erhöhen ihre Spannung, um Wärme zu erzeugen) die Ursache sein, oder auch eine falsche Schlaflage.

Wo und wie schlafen Sie?

Die richtige Matratze

Um Rücken- und Nackenprobleme am nächsten Morgen zu vermeiden, ist es zunächst wichtig, auf eine gute Matratze Wert zu legen, die einteilig, körperunterstützend und punktelastisch sein sollte und bei der Becken, Schultern und Kopf nicht einsinken. Lenden- und Halswirbelsäule sollten unterstützt werden.

Dreht sich der Körper, darf die Matratze nicht nachgeben. Sehr gute körperunterstützende Eigenschaften haben Latex- bzw. Schaumstoffmatratzen. Die Hauptsache ist, daß die Wirbelsäule in ihrer natürlichen Position ruhen kann.

Das Kopfkissen

Ungünstig sind zu weiche und zu große Kopfkissen, wie sie immer noch

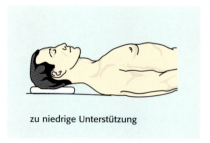

zu niedrige Unterstützung

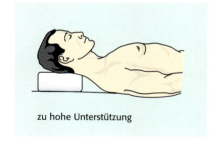

zu hohe Unterstützung

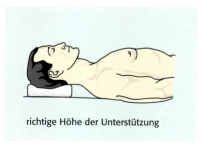

richtige Höhe der Unterstützung

Abb. 92 Kopfkissen müssen die physiologisch richtige Höhe haben

üblich sind. Der Kopf sollte zur Unterstützung von Hals und Nacken auf einem kleinen, festen Kissen ruhen. Zu empfehlen sind spezielle Nackenstützkissen. Manche sind sogar mit einer angepaßten Rolle für die Halswirbelsäule ausgestattet. Das Kissen darf weder zu hoch noch zu niedrig sein, weil die Halswirbelsäule sonst in eine ungünstig gebogene Stellung gezwungen wird (Abb. 92). Die Nackenmuskulatur verspannt sich, und Sie wachen mit einem steifen Nacken auf. Das Kissen sollte genau so hoch sein, daß Brust- und Halswirbelsäule sich in einer Linie befinden. Das gilt für die Rückenlage genauso wie für die Seitlage.

Schlaflagen

Schlafen in der Bauchlage

Diese Lage ist nicht zu empfehlen. Die Wirbelsäule befindet sich dabei in einer ungünstigen Hohlkreuzposition. Der Nacken muß sich verdrehen, damit der Kopf auf der Seite liegen kann. Die Schultermuskeln der einen Seite können sich verkrampfen, und man wacht mit einem verspannten Nacken auf.

Schlafen in der Rückenlage

Die Rückenlage ist günstiger, aber nicht ideal, weil die Lendenwirbelsäule sich nicht ganz entspannen kann. Zur Unterstützung sollte man sich ein dickes Kissen oder eine Rolle unter die Knie legen. Für den Kopf- und Nackenbereich ist die Rückenlage nicht ungünstig, wenn das Kissen die richtige Höhe hat.

Schlafen in der Seitlage

Die Seitlage mit leicht angezogenen Knien (»Fetuslage«) ist am rückenfreundlichsten (Ab. 93).
Die Schulter liegt dabei nicht auf dem Kissen, sondern davor. Dadurch bleibt die natürliche (gerade) Linie zwischen Hals-, Nacken- und Brustwirbelbereich erhalten.
Durch die angezogenen Knie wird die Lendenwirbelsäule entlastet. Günstig ist im übrigen auch ein Kissen zwischen den Knien.

Abb. 93
Ideale Schlaflage: Die Wirbelsäule befindet sich in ihrer natürlichen Position, der Kopf liegt in der richtigen Höhe, die Halswirbelsäule ist abgestützt, und die Matratze unterstützt die Körperformen

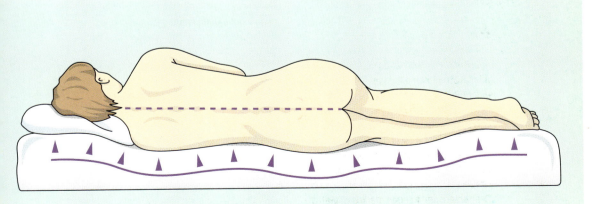

Übungen gegen den verspannten Nacken

Aus der folgenden Zusammenstellung kurzer, effektiver Übungen sollten Sie auswählen, wenn Sie morgens mit einem steifen Hals aufwachen oder sich tagsüber verspannt fühlen und eine Pause für etwas Bewegung zwischendurch nützen wollen.

- Rollen Sie ein Handtuch der Länge nach zusammen. Erwärmen Sie es, indem Sie es eine Zeitlang auf einen Heizkörper oder in den Backofen legen, oder tauchen Sie es kurz in heißes Wasser. Dann in den Nacken legen und die Wärme sich ausbreiten lassen.
Sie können das Handtuch auch vorn festhalten und es dann abwechselnd rechts und links nach vorn ziehen, also den Hals bzw. die verkrampften Muskeln damit massieren (Abb. 94).
- Massieren Sie mit den Fingern beider Hände den Hals rechts und links neben der Wirbelsäule von oben nach unten – wenn Sie wollen, auch zu den Schultern hin.
- Ziehen Sie die Schultern ganz zu den Ohren hoch, um sie dann wieder schwer fallen zu lassen. 10–20mal wiederholen.
- Kreisen Sie mit den Schultern einige Male rechts herum, dann links herum. Machen Sie die Kreise zwischendurch größer, dann wieder kleiner.
- Eine Übung, die tagsüber immer wieder ausgeführt werden sollte: Legen Sie sich im Stand an einer Wand ein Buch auf den Kopf, und versuchen Sie, es weit nach oben in Richtung Decke zu schieben. Gleichzeitig ziehen Sie Ihre Fingerspitzen an den Beinen entlang weit nach unten.

Diese Übung streckt die verkürzten Nackenmuskeln und macht den Hals frei. Zwischendurch immer wieder entspannen.

- Haben Sie einen kleinen Noppenball, mit dem man Schmerzen wegmassieren kann? Dann kommt er jetzt zur Anwendung: Stellen Sie sich etwa 30 Zentimeter entfernt vor eine Wand. Lehnen Sie sich mit dem Rücken dagegen, und legen Sie den Ball etwa in Ohrenhöhe zwischen Ihren Hinterkopf und die Wand.
Zuerst mit dem Kopf etwas dagegendrücken, dann den Kopf leicht nach rechts und links drehen. So werden Verspannungen der kleinen Nackenmuskeln wegmassiert.
- Legen Sie dann den Noppenball mit der einen Hand auf die andere Schulter, und bearbeiten Sie die harten Schultermuskeln mit dem Ball.
- Eine sehr effektive Übung gegen Hals- und Nackenverspannungen: Neigen Sie den Kopf auf die rechte Seite, so daß sich das rechte Ohr der rechten Schulter nähert. Dann legen Sie die rechte Hand auf die linke Kopfhälfte, so daß die Fingerspitzen etwa am Ohr liegen. Während der Kopf in dieser Position gehalten wird (nicht ziehen oder federn), versuchen Sie, mit der linken Hand den Boden zu erreichen. Die Dehnung 10–30 Sekunden halten; währenddessen locker weiteratmen. Dreimal wiederholen, dann die andere Seite. Danach spüren Sie sicher eine Erleichterung.
- Legen Sie beide Hände gefaltet an den Hinterkopf. Mit dem Kopf kräftig gegen die Hände drücken. Nach 8–10 Sekunden die Spannung kurz loslassen. 4–6mal wiederholen. Dann den Kopf nach vorn beugen und das Gewicht der Hände wirken lassen. Locker weiteratmen. Die Dehnung 20–30 Sekunden halten.

- Drehen Sie den Kopf zur rechten Schulter, und senken Sie das Kinn dorthin. Dann den Kopf locker und gelöst über die Mitte zur linken Schulter drehen, wobei das Kinn einen Halbkreis beschreibt. Mehrmals zwischen den Schultern hin und her schaukeln.

Verspannte Nackenmuskeln haben häufig auch mit verspannten Kopf- und Gesichtsmuskeln zu tun und umgekehrt – Sie sollten also auch diese lockern, mit den Fingern massieren und entspannen.

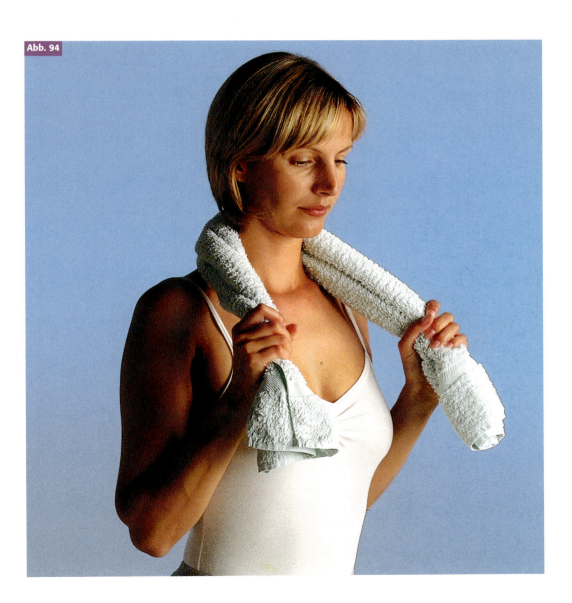

Abb. 94

Akupressurpunkte für Hals, Nacken und Schultern

Das Drücken spezieller Akupressurpunkte kann den Energiefluß in angespannten Körperregionen wieder anregen. Gerade im Nacken-Schädelbasis-Bereich kann solch eine Behandlung, die man im Gegensatz zur Akupunktur selbst ausführen kann, Anspannungen lösen und die häufig erlahmte Durchblutung wieder auf Touren bringen. Die Akupressur, auch Druckpunktmassage genannt, kann überall angewendet werden. Sie hilft nicht nur bei morgendlichen Nackenschmerzen, sondern regt auch die Blutzirkulation im Kopfbereich an. So ist sie bei Kopfschmerzen, Ermüdungserscheinungen und Konzentrationsschwäche hilfreich.

Durchführung der Akupressur

Faustregel: Man sollte den Druck zwar deutlich spüren, aber ohne daß es richtig schmerzt.

Viele Punkte befinden sich symmetrisch auf beiden Körperseiten und können gleichzeitig auf der rechten und linken Seite akupressiert werden. Akupressieren Sie jeden Punkt etwa 30 Sekunden; es kann aber auch durchaus länger sein, wenn Ihnen das angenehm ist.

Wichtige Akupressurpunkte im Nacken

- Legen Sie die Fingerkuppen beiden Mittel- oder Zeigefinger auf die Akupressurpunkte, dann drücken Sie die Punkte der Reihenfolge nach, also von der Schädelbasismitte am Knochenrand entlang nach außen, dann rechts und links neben den Halswirbeln (Abb. 95).
- Sie können dabei zur Abwechslung mit unterschiedlichem Druck kreisen. Für die Punkte am Schädelbasisrand eignen sich auch die Daumen sehr gut. Die Finger liegen dann auf dem Hinterkopf.
- Ein weiterer wichtiger Akupressurpunkt, der gegen Verspannungen in Schultern und Nacken hilft, liegt in der Schultermitte, genau zwischen siebtem Halswirbel und Schulteraußenkante. Hier können alle drei Fingerkuppen Druck ausüben; entweder gleichseitig oder gegengleich, d. h. mit der rechten Hand die linke Schulter und umgekehrt.
- Zum Schluß fahren Sie sich mit allen Fingern in die Haare und lassen die Fingerkuppen dann auf der Kopfhaut liegen. Auf der Stelle drücken und sanft kreisen. Dann die Finger versetzen und wieder die Kopfhaut akupressieren. Auf diese Weise können Sie die ganze Kopfhaut behandeln. Danach fühlt sich der Kopf leicht und entspannt an.

Tips für Ihren Alltag

Durch einfache vorbeugende Maßnahmen bei den alltäglichen Verrichtungen, an die es lediglich zu denken gilt, lassen sich Verspannungen im Bereich der Halswirbelsäule bzw. ein steifer Nacken vermeiden:

- Auf eine aufrechte Haltung im Alltag achten, wobei der Kopf möglichst selten abgeknickt – vor allem nicht nach hinten – werden sollte.

- Beim Lesen, Autofahren oder Handarbeiten den Kopf nach Möglichkeit anlehnen; außerdem genügend Pausen einlegen.
- Beim Lesen kann man eine Buchstütze benützen.
- Zum Schreiben eignet sich ein Schrägpult, das man auf die Schreibtischplatte stellt.
- Der Computerbildschirm sollte ebenso wie der Fernseher in Augenhöhe oder etwas tiefer plaziert sein.
- Beim Fahrradfahren sollte man den Lenker so hoch einstellen, daß die gesamte Wirbelsäule, insbesondere der Nacken, gerade gehalten werden kann.
- Beim Gehen und Laufen sollte der Blick nach vorn gerichtet sein; das Kinn nicht nach oben halten, sondern eher leicht nach unten.
- Brustschwimmen mit hochgehaltenem Kopf ist schädlich für die Halswirbelsäule. Deshalb besser Rückenschwimmen oder Brustschwimmen mit Kopf im Wasser.
- Abrupte Drehbewegungen der Kopfes vermeiden.
- Den Nacken keiner Zugluft aussetzen (z. B. im Auto).
- Arbeiten über Kopfhöhe vermeiden – lieber eine Leiter oder einen kippsicheren Stuhl benützen.
- Die vorderen Reihen im Theater, Kino oder bei einem Vortrag möglichst meiden.
- Täglich die Halsmuskeln, aber auch die anderen Haltemuskeln trainieren.

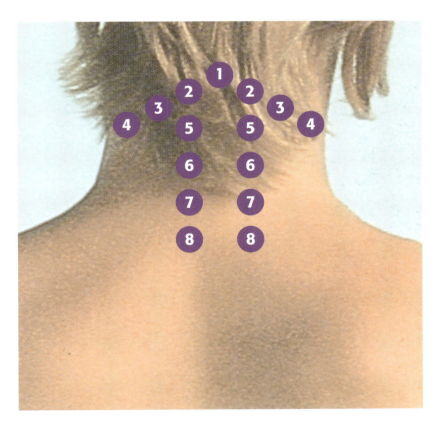

Abb. 95 Akupressurpunkte im Nacken

Die sanften Fitneßprogramme

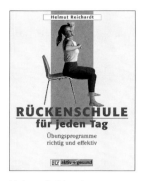

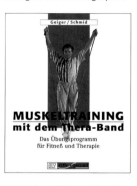

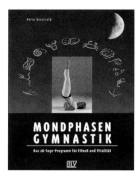

Helmut Reichardt
Schongymnastik
Das Übungsprogramm für Beweglichkeit, Leistungsfähigkeit und Wohlbefinden
Übungsvorschläge und Trainingsprogramme für eine funktionelle Gymnastik, die Gelenke, Bänder und Muskeln schont; Linderung von Alltagsbeschwerden, Vorbeugung einseitiger Belastungen im Leistungssport.

Helmut Reichardt
**Rückenschule
für jeden Tag**
Übungsprogramme richtig und effektiv
In Beruf und Alltag den Rücken schonen und Verspannungen vorbeugen: Übungsprogramme zur Dehnung, Kräftigung und Entspannung der Rückenmuskulatur – überall mit einfachen Hilfsmitteln leicht durchführbar.

Helmut Reichardt
Schongymnastik bei Rückenbeschwerden
Gezielte Dehn- und Kräftigungsübungen, die Wirbelsäulenbeschwerden und muskuläre Ungleichgewichte kurieren; leicht nachvollziehbare Trainingsprogramme, die problemlos ohne Hilfsmittel allein durchgeführt werden können.

Urs Geiger/Caius Schmid
Muskeltraining mit dem Thera-Band
Das Übungsprogramm für Fitneß und Therapie
Benutzung, Eigenschaften, therapeutischer und leistungsorientierter Anwendungsbereich, Übungsintensität, Trainingsprogramme für die Muskulatur der Arme, des Rumpfes und der Beine.

Petra Berchtold
**Mondphasen-
Gymnastik**
Das 28-Tage-Programm für Fitneß und Vitalität
Grundkenntnisse über Mondrhythmen, Atem- und Entspannungsübungen, Gymnastik, Anleitungen zur Akupressur und zu positivem Denken – mit speziellen Trainingsprogrammen nach dem Stand des Mondes in den Tierkreiszeichen.

Monika Nienaber
Wassergymnastik
Schonende Übungsprogramme für mehr Wohlbefinden in jedem Alter
Wassergymnastik als Fitneß- und Ausgleichssport für jedermann, als Therapieform bei verschiedenen Erkrankungen und als sportartspezifisches Training.

Im BLV Verlag finden Sie Bücher zu folgenden Themen: Garten und Zimmerpflanzen • Wohnen und Gestalten • Natur • Heimtiere • Jagd • Angeln • Pferde und Reiten • Sport und Fitneß • Tauchen • Reise • Wandern, Alpinismus, Abenteuer • Essen und Trinken • Gesundheit und Wohlbefinden

Wenn Sie ausführliche Informationen wünschen, schreiben Sie bitte an:
**BLV Verlagsgesellschaft mbH • Postfach 40 03 20 • 80703 München
Telefon 089/12705-0 • Telefax 089/12705-543**